Guia de Linguagem Médica

Vincent Landré

DEDICATÓRIA .

Este livro é dedicado a todos os pacientes,
que sofreram negligência médica devido a barreiras linguísticas.

CONTEÚDO

Obrigado aos meus amigos e familiares

que me apoiaram neste projeto.

Este livro foi criado para ajudá-lo a se comunicar com pacientes de outros países e a obter conhecimentos especializados de Medicina em línguas estrangeiras. O grupo alvo é todo o pessoal médico, estagiários e estudantes nas áreas da saúde, bem como todos aqueles que estão interessados em comunicação em saúde.

As perguntas e respostas mais importantes são classificadas por tópicos dentro de seu contexto médico. Alemão, Inglês, Espanhol, Francês, Português, Russo e Árabe são os idiomas atualmente disponíveis. O conteúdo foi coletado por profissionais de saúde e traduzido por tradutores profissionais.

Eu também desenvolvi o App Android "International Medical Communication," que está disponível na Google Play Store. Esse aplicativo contém todas as traduções médicas deste livro e pode ler quase todas elas em voz alta.

Apesar do maior esforço e cuidado na criação deste livro, podem ocorrer erros pelos quais não posso aceitar qualquer responsabilidade. Este projeto aperfeiçoa com a colaboração de seus leitores e será continuamente aprimorado. Portanto, por favor, dê seu feedback e suas sugestões para melhorias. Você poderá entrar em contacto comigo através do **official.inmedco@gmail.com**.

Nossa equipe interdisciplinar e eu desejamos a você muita diversão durante a aprendizagem e comunicação.

Vincent Landré

Portugués	Inglés
Emergências	**Emergencies**
Ajuda	Help
Você precisa de ajuda?	Do you need help?
Existe um risco para os ajudantes?	Are helpers at risk?
Obter ajuda.	Get help.
Chame um médico.	Call a doctor.
Chame a polícia.	Call the police.
Chame os bombeiros.	Call the fire department.
Onde é o próximo hospital?	Where is the nearest hospital?
Existe uma emergência?	Is there an emergency?
O que aconteceu?	What happened?
Onde é que isso aconteceu?	Where did it happen?
Quando é que isso aconteceu?	When did it happen?
Qual foi o gatilho?	What was the trigger?
Há alguma informação médica importante sobre a pessoa afetada?	Is there any important medical information about the affected person?
Quais são os sintomas?	What are the symptoms?
Existe dor no peito?	Is there chest pain?
Quantas pessoas estão feridas?	How many people are injured?
A pessoa tem alergias?	Does the affected person have allergies?
A pessoa afetada está a tomar medicação para diluir o sangue?	Is the affected person taking blood thinning medication?

A pessoa afetada está a tomar medicação?	Does the affected person take any medication on a regular basis?
Existe medicação de emergência?	Is there emergency medication?
Foram tomadas drogas ilegais?	Were illegal drugs used?
A pessoa foi operada recentemente?	Was the person recently operated on?
Quando é que a pessoa comeu pela última vez?	When was the last time the affected person ate?
O que foi comido?	What was eaten?
Como chegou ao evento?	What caused the event?
O que aconteceu imediatamente antes?	What happened immediately beforehand?
A pessoa afetada tem alguma doença?	Does the affected person have any diseases?
A pessoa afetada é diabética?	Does the affected person have diabetes?
A pessoa afetada tem uma doença metabólica?	Does the affected person have a metabolic disease?
A pessoa afetada tem uma doença cardíaca?	Does the affected person have a heart disease?
Qual foi o gatilho?	What was the trigger?
A pessoa tem fatores de risco médico?	Does the affected person have health risk factors?

Declarações Úteis — **Useful Statements**

Olá	Hello
O meu nome é	My name is
Qual é o seu nome?	What is your name?
Não tenha medo.	Do not be afraid!
Eu quero ajudar-lhe.	I want to help you.

Entre.	Come in.
Por favor, fale lentamente.	Please speak slowly.
Repita, por favor.	Please can you repeat that.
Eu não compreendo isso.	I do not understand that.
Sim	Yes
Não	No
Possivelmente	Perhaps
Eu não sei.	I do not know.
Obrigado	Thank you
Adeus	Goodbye
Amanhã	Tomorrow
Hoje	Today
Ontem	Yesterday
Eu preciso de ajuda.	I need help.
Eu preciso de um médico.	I need a doctor.
Você concorda?	Do you consent to this?
Emergência	Emergency
Acidente	Accident
Fogo	Fire
Sem problemas	No problem
Eu estou doente.	I am sick.
Eu sou saudável.	I am healthy.
Eu preciso	I need

Eu gostaria	I would like
Você tem que	You have to
Você tem perguntas?	Do you have any questions?
Eu tenho um problema.	I have a problem.
Eu tenho dor.	I am in pain.
Eu preciso de medicação.	I need medication.
Onde é o próximo hospital?	Where is the nearest hospital?
Eu volto já.	I will be right back.
Relaxar.	Relax.
Aqui	Here
Lá	There
polícia	Police
Zero	Zero
Um	One
Dois	Two
Três	Three
Quatro	Four
Cinco	Five
Seis	Six
Sete	Seven
Oito	Eight
Nove	Nine
Dez	Ten

segundos	Seconds
minutos	Minutes
horas	Hours
dias	Days
semanas	Weeks
meses	Months
anos	Years
pessoas	People

Enfermagem	**Nursing**
Olá, eu serei o seu enfermeiro e o meu nome é	Hello, I will be your nurse and my name is
Qual é o seu nome?	What is your name?
Quantos anos você tem?	How old are you?
Que línguas você fala?	Which languages do you speak?
Você fala o meu idioma?	Do you speak my language?
Por favor, sente-se.	Please sit down.
Por favor, levante-se.	Please stand up.
respirar	Breathe in
exalar	Breathe out
Eu quero ajudar-lhe.	I want to help you.
Como você está?	How are you?
Por que motivo você está aqui?	Why are you here?
Quão forte é a sua dor em uma escala de zero a dez, se zero significa sem dor?	How much pain do you have on a scale of zero to ten, if zero means no pain.

Você precisa de ajuda?	Do you need help?
Você precisa de ajuda com a alimentação?	Do you need help eating?
Você precisa de ajuda com a higiene pessoal?	Do you need help with your personal hygiene?
Você precisa de ajuda, se você precisar de usar a casa de banho?	Do you need help when you go to the bathroom?
Precisa de ajuda para se vestir?	Do you need help getting dressed?
Você pode andar?	Can you walk?
Você tem alguma alergia a medicamentos?	Are you allergic to any medication?
Quais as doenças que você tem?	What diseases do you have?
Você tem dor?	Are you in pain?
Você precisa de analgésicos?	Do you need painkillers?
Você precisa de comprimidos para dormir?	Do you need sleeping pills?
Está com fome?	Are you hungry?
Onde dói?	Where does it hurt?
A dor tornou-se mais forte?	Has the pain become stronger?
Desde quando é que você tem estes sintomas?	Since when do you have these symptoms?
Você está grávida?	Are you pregnant?
Você tem náuseas?	Are you nauseous?
Você está a tomar alguma medicação?	Are you taking any medication?
Você precisa de medicação?	Do you need medication?
Você esteve anteriormente no hospital?	Have you previously been in the hospital?

Você já esteve na sanita?	Have you already been to the bathroom?
Você gostaria de ir à casa de banho?	Would you like to go to the bathroom?
Eu quero lavar-lhe.	I want to wash you.
Eu quero mover-lhe.	I want to move you.
Eu quero tomar o pulso.	I want to take your pulse.
Eu quero medir a pressão arterial.	I want to measure your blood pressure.
Eu quero medir a temperatura.	I want to measure your temperature.
Eu quero ver o curativo.	I want to see the bandage.
Vamos ver você regularmente.	We will look at you regularly.
Por favor, tome estes medicamentos.	Please take these medications.
Pressione o botão se você precisar de ajuda.	Press the button if you need help.
Peça ajuda antes de se levantar.	Call for help before you get up.
Vou dar-lhe uma injeção.	I will give you an injection.
Precisa de algo mais?	Do you need something else?
Boa noite	Good night
Desejo-lhe boa sorte.	All the best.

História Médica Geral / General Medical History

Olá, eu sou o seu médico e meu nome é	Hello, I am your doctor and my name is
Qual é a sua profissão?	What is your occupation?
Onde é que você trabalha?	Where do you work?

Por que razão você veio até nós?	Why did you come to us?
Quais são os seus sintomas?	What are your symptoms?
Desde quando é que você tem esses sintomas?	Since when have you had these symptoms?
Qual é o seu nome?	What is your name?
Quantos anos você tem?	How old are you?
Qual é a sua altura e qual é o seu peso corporal?	How tall are you, and what is your body weight?
Você está ferido?	Are you hurt?
Você está doente?	Are you sick?
Você já foi operado?	Have you ever been operated on?
Você tem alergias?	Do you have allergies?
Você tem náuseas ou quer vomitar?	Do you have nausea or vomiting?
Você tem outras doenças?	Do you have other diseases?
Você tem dor?	Are you in pain?
Você está a tomar alguma medicação?	Are you taking any medication?
Você esteve no estrangeiro nos últimos seis meses?	Have you have been abroad within the past six months?
Quais são as vacinas que você tem?	Which vaccinations do you have?
Como é que as suas fezes se parecem?	What does your stool look like?
O que você comeu nos últimos dias?	What have you eaten within the last days?
Você tem febre?	Do you have fever?

Você perdeu, de forma não intencional, peso nos últimos seis meses?	Have you unintentionally lost weight within the last six months?
Você transpira tanto que tem de mudar de roupa durante as noites?	Do you sweat so much that you have to change your clothes at night?
Existem quaisquer doenças na sua família próxima?	Are there any diseases in your close family?
Existem doenças genéticas na sua família?	Are there genetic/hereditary diseases in your family?
Você fuma?	Do you smoke?
Você bebe álcool?	Do you drink alcohol?
Você está sexualmente ativo?	Are you sexually active?
Você está grávida?	Are you pregnant?
Você toma drogas?	Do you take illegal drugs?
Você tem um vício?	Do you have an addiction?
Você pratica desporto?	Do you exercise?
Você tem parentes que podem ajudá-lo?	Do you have relatives who can help you?
Você tem alguma deficiência?	Do you have any disabilities or restrictions?
Qual é o seu número de telefone?	What is your phone number?
Qual é o médico que lhe mandou aqui?	Which doctor sent you here?
Quem é o seu médico de família?	Who is your general practitioner?
Existem quaisquer doenças no seu ambiente?	Are there any diseases in your surroundings?
Você tem contacto com animais?	Do you have contact with animals?

Você trabalha com alimentos?	Do you work with food?
Quais são os seus passatempos?	What are your hobbies?
Você tem contacto com substâncias tóxicas?	Do you have contact with toxic substances?
Você tomou quaisquer medicamentos antes do início dos sintomas?	Did you take any medications before the onset of symptoms?
Você viajou recentemente?	Have you travelled recently?
Para onde é que você viajou?	Where did you travel?
Por quanto tempo você viajou?	How long did you travel?
Quando é que você viajou?	When did you travel?
O que é que você fez na sua viagem?	What did you do on your trip?
Você teve contacto com a população local?	Were you in contact with the local population?
Você está a sofrer de tuberculose?	Are you suffering from tuberculosis?
Você tem HIV ou AIDS?	Do you have HIV or AIDS?
Se você tem hepatite?	Do you have hepatitis?
Você tem contacto com os imigrantes?	Do you have contact with immigrants?
Você é homossexual?	Are you homosexual?

Medicina Interna / Internal Medicine

Quais são os sintomas atuais?	What are the current symptoms?
Por favor, descreva os seus sintomas.	Please describe your symptoms.
Quando é que os sintomas começaram?	When did the symptoms start?

Como foi o curso dos sintomas?	How was the course of the symptoms?
Qual foi a intensidade dos sintomas?	What was the intensity of the symptoms?
Houve um gatilho para os sintomas?	Was there a trigger for the symptoms?
Como é a sua respiração?	How are you breathing?
Quando foi feito o diagnóstico?	When was the diagnosis made?
Como foi a evolução da doença até agora?	How was the course of the disease until now?
Qual foi a frequência de ataques anteriores?	What was the frequency of previous attacks?
Houve um agravamento da doença?	Was there a worsening of the disease?
Foi efetuado um teste?	Was a test taken?
Há algum tipo de alergia?	Are there any allergies?
Quais são os sintomas da alergia?	What are the symptoms of the allergy?
Quantas vezes você tem sintomas de alergia?	How often do you have symptoms of the allergy?
A alergia já foi examinada por um médico?	Has the allergy already been examined by a doctor?
Os medicamentos foram administrados?	Has medication been administered?
Você tem um inalador?	Do you have an inhaler?
Você toma medicação de forma regular?	Do you take medication on a regular basis?
Esses sintomas já ocorreram no passado?	Did these symptoms ever occur in the past?
Existe um boletim de saúde?	Is there an examination record?

Você tem um certificado de vacinação?	Do you have a vaccination certificate?
Você está assustado?	Are you scared?
Desde quando existe febre?	Since when do you have fever?
Quão elevada é a febre?	How high is the fever?
Você está sonolento?	Are you sleepy?
Tem a atenção prejudicada?	Is your attention impaired?
Como é o comportamento ao nível da bebida?	How is the drinking behavior?
Quando foi a última vez em que urinou?	When was the last time you urinated?
Como era a cor e cheiro da urina?	How was the color and smell of the urine?
Existe diarreia?	Do you have diarrhea?
Existe obstipação?	Do you have constipation?
Ocorreu perda de peso?	Did weight loss occur?
Qual era o peso antes da doença?	What was your weight before the disease?
Houve contacto com pessoas doentes?	Was there contact with ill people?
Você já teve esses sintomas anteriormente?	Have you had these symptoms before?
Há pessoas doentes na família?	Are ill people in the family?
Você tem azia?	Do you have heartburn?
Você tem dor abdominal?	Do you have abdominal pain?
Você tem diarreia?	Do you have diarrhea?
Como é a sua nutrição?	What is your nutrition like?

Você tem quaisquer outras condições médicas?	Do you have other diseases?
Você toma antibióticos?	Do you take antibiotics?
Você notou mudanças físicas durante a ingestão de certos alimentos?	Did you notice physical changes after ingesting certain foods?
Como é o desenvolvimento dos sintomas?	How did the symptoms develop?
Você tem dor?	Are you in pain?
Você tem febre?	Do you have fever?
Você sente-se fraco?	Do you feel weak?
Você tem náuseas?	Are you nauseous?
Você vomitou?	Have you vomited?
Existe descoloração das fezes ou da urina?	Is the stool or urine discolored?
O seu peso mudou nos últimos tempos?	Has your weight changed recently?
Quais as doenças que você teve no passado?	What diseases have you had in the past?
Você toma drogas ilegais?	Do you use illegal drugs?
Você esteve em outros países ultimamente?	Have you been in other countries recently?
Você bebe álcool?	Do you drink alcohol?
Você está a tomar alguma medicação?	Are you taking any medication?
Você já recebeu transfusões de sangue?	Have you ever received blood transfusions?
A sua cor de pele mudou?	Has your skin color changed?
Você bebe café?	Do you drink coffee?

Você toma laxantes?	Do you take laxatives?
Você come de forma saudável?	Do you eat healthy?
Por favor, mostre-me a parte do corpo.	Please show me the locations on your body.
Existem quaisquer problemas ou anormalidades no rim ou nos órgãos urinários?	Are there any diseases or abnormalities of the kidneys or other urinary organs?

Cirurgia / Surgery

Temos de operar.	We have to operate.
Não tenha medo.	Do not be afraid.
Você recebeu tratamento médico ultimamente?	Have you received medical treatment recently?
Você está a tomar alguma medicação?	Are you taking any medication?
Você tem um distúrbio de sangramento?	Do you have a bleeding disorder?
Você tem alguma alergia?	Do you have an allergy?
Você tem alguma doença infeciosa?	Do you have an infectious disease?
Você tem uma doença cardiovascular ou circulatória?	Do you have a heart or circulatory disease?
Você tem uma doença no trato respiratório ou nos pulmões?	Do you have a disease of the respiratory tract or the lungs?
Você tem uma doença no sistema digestivo?	Do you have a disease of the digestive system?
Você tem uma doença metabólica?	Do you have a metabolic disorder?
Você tem um distúrbio do sistema nervoso?	Do you have a nervous system disorder?
Você tem um glaucoma?	Do you have glaucoma?

Você tem outras doenças?	Do you have any other diseases?
Você já teve um tumor?	Have you ever had a tumor?
Você já teve alguma doença ocular?	Have you had and potentially still do have an eye disease?
A sua tireoide está doente?	Do you have a thyroid disorder?
Você já foi operado anteriormente?	Have you been operated on before?
Existe algum implante no corpo?	Are there any implants in the body?
Você tem dentes falsos?	Do you have false teeth?
Você já teve uma oclusão vascular?	Have you ever had a vascular occlusion?
Você já teve dificuldades na cicatrização de feridas?	Have you ever had impaired wound healing?
Você poderá estar grávida?	Could you be pregnant?
Você já foi vacinado contra o tétano?	Have you been vaccinated against tetanus?

Anestesiologia / Anesthesiology

Quantos anos você tem?	How old are you?
Qual é a sua altura?	How tall are you?
Qual é o seu peso corporal?	What is your body weight?
Você é um homem ou uma mulher?	Are you male or female?
O que é que você faz profissionalmente?	Where do you work?
Você teve uma infeção nas últimas quatro semanas?	Did you have an infection within the past four weeks?
Se sim, qual?	If yes, which one?

Você já teve uma doença infeciosa, como HIV ou tuberculose?

Have you ever had an infectious disease, such as HIV or tuberculosis?

Você recebeu tratamento médico ultimamente?

Have you received medical treatment recently?

Você está a tomar medicação regularmente?

Are you taking medication on a regular basis?

Você já foi operado?

Has an operation been done before?

Você já recebeu uma anestesia geral, anestesia regional ou anestesia local?

Has general, regional or local anesthesia been done before?

Já existiram problemas relacionados com anestesia na família próxima?

Have there ever been problems related to anesthesia in the close family?

Você ou seus parentes têm predisposição para febre alta durante ou após a anestesia?

Do you or your relatives have a predisposition to fever during or after anesthesia?

Existe uma tendência de náuseas ou vómitos?

Is there a tendency for nausea or vomiting?

Você já recebeu uma transferência de sangue ou de componentes de sangue?

Have you ever received a blood transfusion or blood components?

Existe alguma alergia, como a febre do feno ou asma alérgica ou intolerância de certas substâncias?

Is there an allergy, such as hay fever, allergic asthma or an intolerance of certain substances?

Ocorre falta de ar durante o exercício físico?

Does breathlessness occur under exertion?

Existe alguma doença respiratória ou de pulmão?

Is there a respiratory or lung disease?

Existe ronco noturno pesado, apneia do sono ou paralisia das

Do heavy snoring, sleep apnea, vocal cord paralysis or

cordas vocais ou paralisia diafragmática?	diaphragmatic paralysis occur at night?
Você sofre de uma doença vascular?	Do you suffer from a vascular disease?
Você já teve uma oclusão vascular por coágulos de sangue?	Did you ever have a vascular occlusion due to blood clots?
Você ou um membro da sua família têm uma maior tendência para sangrar?	Do you or your relatives have an increased tendency to bleed?
Você tem um distúrbio do sistema digestivo?	Do you have a disorder of the digestive system?
Você sofre de azia?	Do you suffer from heartburn?
Existe uma doença do fígado, vesícula biliar ou das vias biliares?	Is there a disease of the liver, gall bladder or bile ducts?
Existe doença ou anormalidade no rim ou órgãos urinários?	Is there a disease or abnormality in the kidney or other urinary organs?
Você tem uma doença metabólica, como gota ou diabetes?	Do you have a metabolic disease, such as gout or diabetes?
Existe um distúrbio da tireoide?	Is there a thyroid disorder?
Existe uma doença do músculo, ou desordem esquelética?	Is there a muscle disease or skeletal disorder?
Existe um distúrbio do sistema nervoso?	Is there a nervous system disorder?
Existe alguma doença ocular?	Is there any eye disease?
Existem outras doenças?	Are there any other diseases?
Há alguma condição especial dos dentes?	Are there any special conditions of the teeth?
Existem implantes no corpo?	Are there implants in the body?
Você usa tabaco regularmente?	Do you regularly use tobacco?

Você bebe álcool regularmente?	Do you regularly drink alcohol?
Você toma algum tipo de droga?	Do you use illegal drugs?

Ginecologia e Obstetrícia / Gynaecology and Obstetrics

Temos de operar.	We have to operate.
Não tenha medo.	Do not be afraid.
Nós não prejudicaremos o seu filho	We will not harm your child.
Precisamos de realizar uma cesariana.	We need to perform a cesarean section.
Quem mandou-lhe até nós?	Who sent you to us?
Quem é o seu ginecologista?	Who is your gynecologist?
Quem é o seu médico de família?	Who is your general practitioner?
Qual é a razão para a sua visita?	What is the reason for your visit?
Você tem condições médicas pré-existentes?	Do you have preexisting medical conditions?
Você já foi operado?	Have you ever been operated on?
Você fuma?	Do you smoke?
Você bebe álcool regularmente?	Do you regularly drink alcohol?
Você tem alergias?	Do you have allergies?
Se sim, quais são as alergias?	If so, which allergies?
Quando foi a sua última triagem do cancro?	When was your last cancer screening?
Qual é a sua altura?	How tall are you?
Qual é o seu peso corporal?	What is your body weight?
Quantas vezes você já engravidou?	How many pregnancies have you had?

A quantas crianças você já deu à luz?	How many children did you give birth to?
Houve quaisquer irregularidades no parto?	Were there any irregularities at birth?
Você está atualmente no seu período mentrual?	Are you currently on your period?
Quando ocorreu o seu primeiro período menstrual?	When did your first period occur?
Você tem dor antes ou durante o período menstrual?	Do you have pain before or during your period?
Quando foi a última vez que você teve o seu período menstrual?	When was the last time you had your period?
Quando foi que ocorreu a sua menopausa?	When did you enter menopause?
Você toma a pílula para controle de natalidade?	Do you take medication for birth control?
Qual a medicação que você toma no momento?	Which medications do you take at the moment?
Você toma quaisquer outras hormonas?	Do you take any other hormones?
Você já teve cancro de mama?	Have you had breast cancer?
Você já teve cancro de ovário?	Have you had ovarian cancer?
Você já teve cancro cervical?	Have you had cervical cancer?
Você já teve cancro?	Have you had colon cancer?
Você já teve outros cancros?	Have you had other cancers?
Quanto tempo durou a gravidez em semanas?	How long was the pregnancy in weeks?
Você já teve um aborto espontâneo?	Have you ever had a miscarriage?
Qual era a posição fetal?	What was the fetal position?

Qual foi a duração e evolução do nascimento?	What was the duration and how was the course of the pregnancy?
Houve alguma dificuldade ou complicações no nascimento?	Were there any difficulties or complications at birth?
Como é que o líquido amniótico se parecia?	What did the amniotic fluid look like?
Como foi o resultado APGAR?	What was the APGAR score?
Quail foi o comprimento ao nascer, peso ao nascer e circunferência da cabeça no nascimento?	What were the birth length, birth weight and head circumference at birth?
Quantas gravidezes você já teve incluindo a atual?	How many pregnancies have you had, including the current one?
Quantas crianças você tem, incluindo a presente?	How many children do you have, including this one?
Como foi o curso da gravidez?	How was the course of the pregnancy?
Você bebeu álcool durante a gravidez?	Did you drink alcohol during the pregnancy?
Você fumou durante a gravidez?	Did you smoke during the pregnancy?
Você consumiu drogas durante a gravidez?	Have you consumed any illegal drugs during the pregnancy?
Você tomou medicação durante a gravidez?	Have you taken medication during the pregnancy?
Houve alguma complicação durante a gravidez?	Were there any complications during the pregnancy?
Houve sangramento durante a gravidez?	Was there bleeding during the pregnancy?
Houve trabalho de parto prematuro durante a gravidez?	Was there preterm labor during the pregnancy?
Você tem outras doenças?	Do you have any other diseases?

Você tem diabetes?	Do you have diabetes?
Que vacinação você já recebeu?	Which vaccinations have you received?
Você teve uma infeção durante a gravidez?	Have you had an infection during the pregnancy?
Foi efetuado um teste para estreptococos B?	Has a test for B streptococci been conducted?
Qual é o seu tipo de sangue e o seu fator Rhesus?	What is your blood type and your Rhesus factor?
Qual é o tipo de sangue do pai e o fator Rhesus do pai?	What is the blood type and Rhesus factor of the father?

Pediatria / **Pediatrics**

Qual é a idade da criança?	How old is the child?
Qual é o peso corporal da criança?	What is the body weight of the child?
Qual é a sua impressão sobre a criança?	What is your impression of the child?
Quanto desta substância foi consumida?	How much of this substance was consumed?
O comportamento da criança mudou?	Has the child's behaviour changed?
Que substância foi tirada?	What substance was taken?
Quando foi que a substância foi tirada?	When was the substance taken?
Que sintomas existem?	What symptoms are there?
Qual foi o peso do corpo no nascimento?	What was the body weight at birth?
Qual era a altura da criança ao nascer?	How tall was the child at birth?
Que doenças infantis você teve?	What childhood diseases did you have?

Quais são as vacinas que a criança levou?	Which vaccinations were carried out?
Existem quaisquer doenças crónicas?	Are there any chronic diseases?
Como é que a criança se sente?	How is the child feeling?
Desde quando existem esses sintomas?	Since when have there been the symptoms?
Com que regularidade ocorrem vómitos e diarreia durante o dia?	How often is there vomiting and diarrhea during the day?
Como é o desenvolvimento dos sintomas?	How did the symptoms develop?
Como é que o vómito se parece?	What does the vomit look like?
Como é que a diarreia se parece?	What does the diarrhea look like?
Quanto líquido bebia a criança?	How much fluid did the child drink?
Como é o desenvolvimento do peso corporal desde o início dos sintomas?	Have there been any body weight changes since the symptoms started?
Existem outros sintomas?	Are there other symptoms?
Existe febre?	Is there fever?
Existem quaisquer alergias alimentares conhecidas?	Are there any known food allergies?
Foram ingeridos antibióticos antes dos sintomas?	Were antibiotics taken before the symptoms appeared?
Como foi o vómito?	How was the vomiting?
Quanto foi vomitado?	How much was vomited?
Quantas vezes foi vomitado?	How often did vomiting occur?
O que foi que a criança comeu e bebeu?	What did the child eat and drink?

A criança vomitou?	Did the child vomit?
Quando é que a criança vomitou?	When did the child vomit?
Como é que a criança come?	What did the child eat?
Quanto é que a criança bebeu?	How much did the child drink?
Com que regularidade a diarreia ocorreu?	How often did diarrhea occur?
Houve alguma mudança nos sintomas?	Has there been any change in symptoms?
A criança come?	Is the child still eating?
A criança ainda bebe?	Is the child still drinking?
Quão elevada é a febre?	How high is the fever?
Quando é que a febre começou?	When did the fever start?
Quando é que a febre parou?	When did the fever stop?
A criança tem dor?	Does the child have pain?
A criança tem alguma alergia?	Does the child have any allergies?
Existe algum medicamento tomado regularmente?	Is any medication taken on a regular basis?
A medicação já foi administrada?	Has medication already been administered?
Os sintomas já ocorreram no passado?	Have the symptoms ever occurred in the past?
Existem outras pessoas doentes no ambiente social?	Are there others ill in your surroundings?
A criança esteve no estrangeiro recentemente?	Has the child traveled abroad recently?
São os irmãos atualmente saudáveis?	Are the siblings currently healthy?

Ortopedia	Orthopedics
Você obtém tratamento de que médicos?	Which doctors are treating you?
Você tem alergias ou intolerâncias?	Do you have any allergies or intolerances?
Você toma medicamentos para diluir o sangue?	Do you take blood thinning medication?
Você tem um distúrbio de sangramento?	Do you have a bleeding disorder?
Você já teve uma úlcera no estômago?	Have you ever had a stomach ulcer?
Você tem outras doenças?	Do you have any other diseases?
Esta doença já foi tratada?	Has this disease already been treated?
Você já foi operado?	Have you ever been operated on?
Você tem implantes no corpo?	Do you have implants in your body?
Você tem qualquer metal no corpo?	Do you have any metal in your body?
Você faz exercício?	Do you exercise?
Você já deslocou a articulação?	Have you ever dislocated a joint?
Você já quebrou algum osso?	Have you ever broken a bone?
As suas articulações doem quando está frio?	Do your joints hurt when it is cold?
Quando é que a articulação dói?	When do the joints hurt?
Você tem rigidez matinal nas pernas?	Do you have morning stiffness in your legs?
Você tem tremor nas suas mãos?	Do your hands shake/tremble?
Você tem uma doença muscular?	Do you have a muscle disease?

Você tem uma doença óssea?	Do you have a bone disease?

Psiquiatria e Medicina Psicossomática
Psychiatry and Psychosomatic Medicine

Como é que você chegou até nós?	Who referred you to us?
Qual é o seu principal problema?	What is your main problem?
Qual foi o gatilho?	What was the trigger?
Quando é que começou?	When did it start?
Você está assustado?	Are you scared?
Você já pensou em se magoar?	Have you thought about hurting yourself?
Você já se sentiu deprimido / teve sentimentos de melancolia / teve sentimentos de desesperança com frequência?	Have you often been depressed / had feelings of melancholy / had feelings of hopelessness?
Você teve pouco interesse / prazer em atividades?	Have you had little interest / pleasure in activities?
Você tem uma doença mental?	Do you have a mental illness?
Que doença é que você tem?	What disease do you have?
Você já recebeu tratamento psiquiátrico?	Have you ever received psychiatric treatment?
Você vive em uma parceria?	Do you live in a partnership?
Onde você mora?	Where do you live?
Você tem dívida monetária?	Do you have monetary debt?
Você já tentou se matar?	Have you ever tried to kill yourself?
Você pretende ferir a si próprio ou outros?	Do plan to injure yourself or others?
Por que motivo você tentou se matar?	Why did you try to kill yourself?

Você tem metal no seu corpo?	Do you have metal in your body?
Você tem alguma alergia?	Do you have any allergies?
Você tem outras condições médicas?	Are there any other diseases?
Existem quaisquer doenças psiquiátricas na sua família?	Are there any psychiatric diseases in your family?
Você tem apetite?	Do you have appetite?
Você tem problemas para dormir?	Do you have trouble sleeping?
Você tem alterações de humor durante todo o dia?	Do you have mood swings throughout the day?
Você sofre de um distúrbio sexual?	Do you suffer from a sexual disorder?
Como é que o seu peso mudou recentemente?	How has your weight changed recently?
Você fuma?	Do you smoke?
Você bebe álcool?	Do you drink alcohol?
Quanto?	How much?
Quais são os medicamentos que você toma?	What medications do you take?
Qual é a dosagem?	What is the dosage?
Que tipo de pessoa você é?	What kind of a person are you?
Como você descreveria a si mesmo?	How would you describe yourself?
Você chora regularmente?	Do you cry regularly?
Os seus interesses sociais mudaram?	Did your social interests change?
Você tem dificuldade para se concentrar em conversas?	Do you have trouble concentrating during conversations?

Você sente-se perseguido?	Do you feel followed?
Você ouve vozes que outros não ouvem?	Do you hear voices that others do not hear?
Você tem medo de espaços apertados?	Are you afraid of small spaces?

Neurologia

Neurology

Você tem alguma doença neurológica?	Do you have any neurological diseases?
São conhecidos na sua família distúrbios neurológicos?	Are there any neurological disorders known in your family?
Quando é que os sintomas começaram?	When did the symptoms start?
Os sintomas começaram de forma aguda, furtiva, durante o esforço ou em repouso?	Did the symptoms start acutely, gradually, under exertion or at rest?
Os sintomas estão a aumentar?	Are the symptoms increasing?
Os sintomas estão a diminuir?	Are the symptoms decreasing?
Os sintomas são irregulares?	Are the symptoms irregular?
Você tem vertigens?	Do you have vertigo?
Como são as vertigens?	What is the vertigo like?
Os sintomas ocorrem durante o exercício, movimento ou espontaneamente?	Do the symptoms occur under exertion, motion or spontaneously?
Você tem uma doença mental?	Do you have mental diseases?
Você tem condições médicas internas?	Do you have any diseases of the inner organs?
Esta condição médica foi tratada anteriormente?	Was this disease treated?
Como é que a convulsão se parece?	What did the seizure look like?

Ambos os lados do corpo são afetados?	Are both sides of the body affected?
Houve um golpe na cabeça?	Was there a blow to the head?
Os olhos voltam-se?	Did the eyes roll back?
Quanto tempo durou a convulsão?	How long was the seizure?
Com que regularidade houve convulsões?	How often are there seizures?
Existe febre?	Was there fever?
Houve vómito?	Was there vomiting?
Existe sensibilidade à luz?	Was there sensitivity to light?
Qual é a sua impressão geral da criança?	What was your overall impression of the child?
Os sintomas ocorreram anteriormente?	Have the symptoms occurred before?
O que você pensou quando viu a criança com estes sintomas?	What did you think, when you saw the child with these symptoms?
Existem outras doenças ou sintomas?	Are there any other diseases or symptoms?
Alguma medicação é tomada regularmente?	Is any medication taken regularly?
Medicação já está a ser administrada?	Has medication already been administered?
Outros membros da família têm convulsões?	Do relatives have seizures?
Você tem um certificado de vacinação?	Do you have a vaccination certificate?
Você tem um boletim de saúde?	Do you have an examination record?
Você perdeu a sensação nesta área?	Have you lost feeling in this area?

Você tem problemas de visão?	Do you have vision problems?
Você tem distúrbios sensoriais?	Do you have sensory disturbances?
Está a ter dificuldades em andar?	Do you have trouble walking?
Por favor, pressione contra a minha mão.	Please press against my hand.
Você tem problemas com o sabor?	Do you have any problems with taste?
Você tem problemas com a audição?	Do you have any problems with hearing?
Você tem problemas em manter o seu equilíbrio?	Do you have problems keeping your balance?
Você tem problemas com a sua memória?	Do you have problems with your memory?

História da dor

Pain History

Você tem dor?	Are you in pain?
Você é afetado pela dor na vida quotidiana?	Are you affected by the pain in everyday life?
Com que regularidade você tem dor?	How often do you have pain?
Quão forte é a sua dor em uma escala de zero a dez, se zero significa sem dor?	How much pain do you have on a scale of zero to ten, if zero means no pain.
A dor é dependente da hora do dia?	Is the pain dependent on the time of day?
Como é que a dor foi desencadeada?	How was the pain triggered?
Desde quando?	When did the pain start?
Quão forte?	How strong is the pain?
Como é que a dor se parece?	What does the pain feel like?

A dor é constante ou curta?	Is the pain constant or intermittent?
A dor alterou-se ou mudou recentemente?	Did the pain move or change recently?
A dor irradia para outras áreas do corpo?	Does the pain radiate into other areas of the body?
Houve um trauma ou um impacto violento?	Did you experience a trauma or violent impact?
Você já foi operado?	Have you ever been operated on?
Você tem febre?	Do you have fever?
Você tem vómitos ou náuseas?	Do you have nausea or vomiting?
Você tosse?	Do you have a cough?
Você tem alterações na pele?	Do you have skin changes?
Quando é que você comeu?	When did you last eat?
Quanto é que você comeu?	How much did you eat?
O que é que você comeu?	What did you eat?
Quando foi o seu último movimento do intestino?	When was your last bowel movement?
Você já teve diarreia?	Did you have diarrhea?
Como eram a cor e o cheiro?	What was the color and odor of the stool?
Quando é que você urinou pela última vez?	When did you last urinate?
Doeu quando você urinou?	Did it hurt when you urinated?
Qual é a cor e cheiro da urina?	What was the color and odor of the urine?
Atualmente, você tem o seu período menstrual?	Are you currently on your period?

Você tem alergias ou intolerâncias?	Do you have any allergies or intolerances?
Você tem outras doenças?	Do you have any other diseases?
Você está a tomar alguma medicação?	Are you taking any medications?
Medicação foi administrada hoje?	Was medication administered today?
Você tem dor nesta área do seu corpo?	Do you have pain at this point?

História Social

Social History

Qual é o o seu nome?	What is your name?
Quantos anos você tem?	How old are you?
Qual é o seu sexo?	What is your gender?
Qual é o seu estado civil?	What is your marital status?
Com quem você vive junto?	With whom do you live?
Qual é o seu nível mais elevado de escolaridade?	What is your highest level of education?
Qual é a sua profissão aprendida?	What is your profession?
O que é que você faz profissionalmente?	What do you do for work?
Onde é que você trabalha?	Where do you work?
Quantas horas é que você trabalha por semana?	How many hours do you work per week?
Desde quando é que você não pode trabalhar?	How long have you not been able to work for?
Por que motivo você não pode trabalhar?	Why can you not work?
Você está aposentado?	Are you retired?
Você tem dinheiro suficiente?	Do you have enough money?

Você está atualmente doente?	Are you currently sick?
Você pratica desporto?	Do you exercise?
Que desporto você está a praticar?	Which exercise do you do?
Quais são os seus passatempos?	What are your hobbies?

Exame físico — **Physical examination**

Entre.	Come in.
Quero examinar você.	I want to examine you.
Vou dar-lhe uma agulha intravenosa.	I will give you an intravenous shot.
Por favor, deite-se.	Please lie down.
Por favor, levante-se.	Please stand up.
Por favor, abra a sua boca.	Please open your mouth.
Por favor, dispa-se.	Please undress.
Relaxe.	Relax.
Respire profundamente.	Breathe deeply.
Por favor, segure a sua respiração.	Please hold your breath.
Tussa fortemente.	Cough vigorously.
Por favor, faça o seguinte movimento.	Please do the following motion.
Por favor, olhe para o meu dedo.	Please look at my finger.
Por favor, mostre-me a parte do seu corpo.	Please show me this point on your body.
Por favor, feche os seus olhos.	Please close your eyes.
Eu quero tomar o pulso.	I want to take your pulse.

Eu quero medir a pressão arterial.	I want to measure your blood pressure.
Eu quero medir a temperatura.	I want to measure your temperature.
Estenda a sua língua.	Stick out your tongue.
Empurre contra a minha mão.	Push against my hand.
Pressione a minha mão.	Press my hand.
Boa noite.	Good night.

Portugués	Alemão
Emergências	**Notfälle**
Ajuda	Hilfe
Você precisa de ajuda?	Brauchen Sie Hilfe?
Existe um risco para os ajudantes?	Besteht eine Gefahr für die Helfer?
Obter ajuda.	Holen Sie Hilfe.
Chame um médico.	Rufen Sie einen Arzt.
Chame a polícia.	Rufen Sie die Polizei.
Chame os bombeiros.	Rufen Sie die Feuerwehr.
Onde é o próximo hospital?	Wo ist das nächste Krankenhaus?
Existe uma emergência?	Gibt es einen Notfall?
O que aconteceu?	Was ist passiert?
Onde é que isso aconteceu?	Wo ist es passiert?
Quando é que isso aconteceu?	Wann ist es passiert?
Qual foi o gatilho?	Was war der Auslöser?
Há alguma informação médica importante sobre a pessoa afetada?	Gibt es wichtige medizinische Informationen zu dem Betroffenen?
Quais são os sintomas?	Was sind die Symptome?
Existe dor no peito?	Gibt es Brustschmerzen?
Quantas pessoas estão feridas?	Wie viele Personen sind verletzt?
A pessoa tem alergias?	Hat der Betroffene Allergien?
A pessoa afetada está a tomar medicação para diluir o sangue?	Nimmt der Betroffene blutverdünnende Medikamente?

A pessoa afetada está a tomar medicação?	Wurden Medikamente eingenommen?
Existe medicação de emergência?	Gibt es Notfallmedikamente?
Foram tomadas drogas ilegais?	Wurden Drogen eingenommen?
A pessoa foi operada recentemente?	Wurde der Betroffene in letzter Zeit operiert?
Quando é que a pessoa comeu pela última vez?	Wann hat der Betroffene das letzte Mal gegessen?
O que foi comido?	Was wurde gegessen?
Como chegou ao evento?	Wie ist es zu dem Ereignis gekommen?
O que aconteceu imediatamente antes?	Was ist unmittelbar davor passiert?
A pessoa afetada tem alguma doença?	Hat der Betroffene Krankheiten?
A pessoa afetada é diabética?	Hat der Betroffene Diabetes?
A pessoa afetada tem uma doença metabólica?	Hat der Betroffene eine Stoffwechselerkrankung?
A pessoa afetada tem uma doença cardíaca?	Hat der Betroffene eine Herzkrankheit?
Qual foi o gatilho?	Was war der Auslöser?
A pessoa tem fatores de risco médico?	Hat der Betroffene medizinische Risikofaktoren?

Declarações Úteis	**Nützliche Aussagen**
Olá	Hallo
O meu nome é	Mein Name ist
Qual é o seu nome?	Wie heißen Sie?
Não tenha medo.	Haben Sie keine Angst!
Eu quero ajudar-lhe.	Ich möchte Ihnen helfen.

Entre.	Kommen Sie herein.
Por favor, fale lentamente.	Bitte sprechen Sie langsam.
Repita, por favor.	Bitte wiederholen Sie das.
Eu não compreendo isso.	Ich verstehe das nicht.
Sim	Ja
Não	Nein
Possivelmente	Vielleicht
Eu não sei.	Ich weiß es nicht.
Obrigado	Danke
Adeus	Auf Wiedersehen
Amanhã	Morgen
Hoje	Heute
Ontem	Gestern
Eu preciso de ajuda.	Ich brauche Hilfe.
Eu preciso de um médico.	Ich brauche einen Arzt.
Você concorda?	Sind Sie damit einverstanden?
Emergência	Notfall
Acidente	Unfall
Fogo	Feuer
Sem problemas	Kein Problem
Eu estou doente.	Ich bin krank.
Eu sou saudável.	Ich bin gesund.
Eu preciso	Ich brauche

Eu gostaria	Ich möchte
Você tem que	Du musst
Você tem perguntas?	Haben Sie Fragen?
Eu tenho um problema.	Ich habe ein Problem.
Eu tenho dor.	Ich habe Schmerzen.
Eu preciso de medicação.	Ich brauche Medikamente.
Onde é o próximo hospital?	Wo ist das nächste Krankenhaus?
Eu volto já.	Ich komme gleich wieder.
Relaxar.	Entspannen Sie sich.
Aqui	Hier
Lá	Dort
polícia	Polizei
Zero	Null
Um	Eins
Dois	Zwei
Três	Drei
Quatro	Vier
Cinco	Fünf
Seis	Sechs
Sete	Sieben
Oito	Acht
Nove	Neun
Dez	Zehn

segundos	Sekunden
minutos	Minuten
horas	Stunden
dias	Tage
semanas	Wochen
meses	Monate
anos	Jahre
pessoas	Personen

Enfermagem / Pflege

Olá, eu serei o seu enfermeiro e o meu nome é	Hallo, ich bin Ihre Pflegekraft und mein Name ist
Qual é o seu nome?	Wie heißen Sie?
Quantos anos você tem?	Wie alt sind Sie?
Que línguas você fala?	Welche Sprachen sprechen Sie?
Você fala o meu idioma?	Sprechen Sie meine Sprache?
Por favor, sente-se.	Bitte setzen Sie sich.
Por favor, levante-se.	Bitte stehen Sie auf.
respirar	Einatmen
exalar	Ausatmen
Eu quero ajudar-lhe.	Ich möchte Ihnen helfen.
Como você está?	Wie geht es Ihnen?
Por que motivo você está aqui?	Warum sind Sie hier?
Quão forte é a sua dor em uma escala de zero a dez, se zero significa sem dor?	Wie stark sind Ihre Schmerzen auf einer Skala von Null bis Zehn, wenn Null keine Schmerzen sind?

Você precisa de ajuda?	Brauchen Sie Hilfe?
Você precisa de ajuda com a alimentação?	Brauchen Sie Hilfe beim Essen?
Você precisa de ajuda com a higiene pessoal?	Brauchen Sie Hilfe bei der Körperpflege?
Você precisa de ajuda, se você precisar de usar a casa de banho?	Brauchen Sie Hilfe, wenn Sie auf Toilette müssen?
Precisa de ajuda para se vestir?	Brauchen Sie Hilfe beim Ankleiden?
Você pode andar?	Können Sie gehen?
Você tem alguma alergia a medicamentos?	Haben Sie Allergien gegen Medikamente?
Quais as doenças que você tem?	Welche Krankheiten haben Sie?
Você tem dor?	Haben Sie Schmerzen?
Você precisa de analgésicos?	Brauchen Sie Schmerzmittel?
Você precisa de comprimidos para dormir?	Brauchen Sie Schlafmittel?
Está com fome?	Haben Sie Hunger?
Onde dói?	Wo haben Sie Schmerzen?
A dor tornou-se mais forte?	Sind die Schmerzen stärker geworden?
Desde quando é que você tem estes sintomas?	Seit wann haben Sie diese Beschwerden?
Você está grávida?	Sind Sie schwanger?
Você tem náuseas?	Haben Sie Übelkeit?
Você está a tomar alguma medicação?	Nehmen Sie Medikamente?
Você precisa de medicação?	Brauchen Sie Medikamente?

Você esteve anteriormente no hospital?	Waren Sie vorher im Krankenhaus?
Você já esteve na sanita?	Waren Sie schon auf der Toilette?
Você gostaria de ir à casa de banho?	Möchten Sie auf die Toilette?
Eu quero lavar-lhe.	Ich möchte Sie waschen.
Eu quero mover-lhe.	Ich möchte Sie bewegen.
Eu quero tomar o pulso.	Ich möchte den Puls messen.
Eu quero medir a pressão arterial.	Ich möchte den Blutdruck messen.
Eu quero medir a temperatura.	Ich möchte die Temperatur messen.
Eu quero ver o curativo.	Ich möchte den Verband sehen.
Vamos ver você regularmente.	Wir werden Sie regelmäßig angucken.
Por favor, tome estes medicamentos.	Bitte nehmen Sie diese Medikamente.
Pressione o botão se você precisar de ajuda.	Drücken Sie auf den Knopf, wenn Sie Hilfe brauchen.
Peça ajuda antes de se levantar.	Rufen Sie um Hilfe bevor Sie aufstehen.
Vou dar-lhe uma injeção.	Ich werde Ihnen eine Injektion geben.
Precisa de algo mais?	Brauchen Sie noch etwas?
Boa noite	Gute Nacht
Desejo-lhe boa sorte.	Viel Erfolg

História Médica Geral	Allgemeine Anamnese
Olá, eu sou o seu médico e meu nome é	Hallo, ich bin Ihr Arzt und mein Name ist
Qual é a sua profissão?	Was ist Ihr Beruf?
Onde é que você trabalha?	Wo arbeiten Sie?
Por que razão você veio até nós?	Warum sind Sie zu uns gekommen?
Quais são os seus sintomas?	Was sind Ihre Beschwerden?
Desde quando é que você tem esses sintomas?	Seit wann haben Sie diese Beschwerden?
Qual é o seu nome?	Wie heißen Sie?
Quantos anos você tem?	Wie alt sind Sie?
Qual é a sua altura e qual é o seu peso corporal?	Wie groß und wie schwer sind Sie?
Você está ferido?	Sind Sie verletzt?
Você está doente?	Sind Sie krank?
Você já foi operado?	Sind Sie schon einmal operiert worden?
Você tem alergias?	Haben Sie Allergien?
Você tem náuseas ou quer vomitar?	Haben sie Übelkeit oder erbrochen?
Você tem outras doenças?	Haben Sie noch andere Krankheiten?
Você tem dor?	Haben Sie Schmerzen?
Você está a tomar alguma medicação?	Nehmen Sie Medikamente?
Você esteve no estrangeiro nos últimos seis meses?	Sind sie in den letzten Sechs Monaten im Ausland gewesen?

Quais são as vacinas que você tem?	Welche Impfungen haben Sie?
Como é que as suas fezes se parecem?	Wie sieht Ihr Stuhl aus?
O que você comeu nos últimos dias?	Was haben Sie in den letzten Tagen gegessen?
Você tem febre?	Haben Sie Fieber?
Você perdeu, de forma não intencional, peso nos últimos seis meses?	Haben Sie in den letzten sechs Monaten unbeabsichtigt Gewicht verloren?
Você transpira tanto que tem de mudar de roupa durante as noites?	Schwitzen Sie nachts so stark, dass Sie die Kleidung wechseln müssen?
Existem quaisquer doenças na sua família próxima?	Sind in Ihrer engen Familie Krankheiten bekannt?
Existem doenças genéticas na sua família?	Gibt es in Ihrer Familie genetische Erkrankungen?
Você fuma?	Rauchen Sie?
Você bebe álcool?	Trinken Sie Alkohol?
Você está sexualmente ativo?	Sind sie sexuell aktiv?
Você está grávida?	Sind Sie Schwanger?
Você toma drogas?	Nehmen Sie illegale Drogen?
Você tem um vício?	Haben Sie eine Suchterkrankung?
Você pratica desporto?	Machen Sie Sport?
Você tem parentes que podem ajudá-lo?	Haben Sie Angehörige, die Ihnen helfen können?
Você tem alguma deficiência?	Sind bei Ihnen Behinderungen oder Einschränkungen bekannt?
Qual é o seu número de telefone?	Wie lautet Ihre Telefonnummer?

Qual é o médico que lhe mandou aqui?	Wie heißt Ihr einweisender Arzt?
Quem é o seu médico de família?	Wie heißt Ihr Hausarzt?
Existem quaisquer doenças no seu ambiente?	Gibt es Erkrankungen in Ihrem Umfeld?
Você tem contacto com animais?	Haben Sie Kontakt zu Tieren?
Você trabalha com alimentos?	Arbeiten Sie mit Lebensmitteln?
Quais são os seus passatempos?	Was sind Ihre Hobbys?
Você tem contacto com substâncias tóxicas?	Haben Sie Kontakt zu toxischen Substanzen?
Você tomou quaisquer medicamentos antes do início dos sintomas?	Haben Sie vor Beginn der Symptome Arzneimittel eingenommen?
Você viajou recentemente?	Sind Sie in letzter Zeit verreist?
Para onde é que você viajou?	Wohin sind Sie verreist?
Por quanto tempo você viajou?	Wie lange sind Sie verreist?
Quando é que você viajou?	Wann sind Sie verreist?
O que é que você fez na sua viagem?	Was haben Sie auf Ihrer Reise gemacht?
Você teve contacto com a população local?	Hatten Sie Kontakt zur einheimischen Bevölkerung?
Você está a sofrer de tuberculose?	Sind Sie an Tuberkulose erkrankt?
Você tem HIV ou AIDS?	Haben Sie HIV oder Aids?
Se você tem hepatite?	Haben Sie Hepatitis?
Você tem contacto com os imigrantes?	Haben Sie Kontakt zu Migranten?
Você é homossexual?	Sind Sie homosexuell?

Medicina Interna	Innere Medizin
Quais são os sintomas atuais?	Was sind die aktuellen Symptome?
Por favor, descreva os seus sintomas.	Bitte beschreiben Sie Ihre Symptome.
Quando é que os sintomas começaram?	Wann haben die Symptome angefangen?
Como foi o curso dos sintomas?	Wie war der Verlauf der Symptome?
Qual foi a intensidade dos sintomas?	Wie war die Intensität der Symptome?
Houve um gatilho para os sintomas?	Gab es einen Auslöser für die Symptome?
Como é a sua respiração?	Wie ist Ihre Atmung?
Quando foi feito o diagnóstico?	Wann wurde die Diagnose gestellt?
Como foi a evolução da doença até agora?	Wie war der bisherige Verlauf der Erkrankung?
Qual foi a frequência de ataques anteriores?	Wie war die Frequenz bisheriger Anfälle?
Houve um agravamento da doença?	Gab es eine Verschlechterung der Erkrankung?
Foi efetuado um teste?	Wurde dazu ein Test durchgeführt?
Há algum tipo de alergia?	Gibt es Allergien?
Quais são os sintomas da alergia?	Was sind die Symptome der Allergie?
Quantas vezes você tem sintomas de alergia?	Wie oft tritt die Allergie in Erscheinung?
A alergia já foi examinada por um médico?	Wurde die Allergie bereits von einem Arzt untersucht?

Os medicamentos foram administrados?	Wurden bereits Medikamente verabreicht?
Você tem um inalador?	Haben Sie einen Inhalator?
Você toma medicação de forma regular?	Nehmen Sie regelmäßig Medikamente?
Esses sintomas já ocorreram no passado?	Ist die Symptomatik in der Vergangenheit schon einmal aufgetreten?
Existe um boletim de saúde?	Gibt es ein Untersuchungsheft?
Você tem um certificado de vacinação?	Haben Sie einen Impfpass?
Você está assustado?	Haben Sie Angst?
Desde quando existe febre?	Seit wann besteht Fieber?
Quão elevada é a febre?	Wie hoch ist das Fieber?
Você está sonolento?	Sind Sie schläfrig?
Tem a atenção prejudicada?	Ist die Aufmerksamkeit beeinträchtigt?
Como é o comportamento ao nível da bebida?	Wie ist das Trinkverhalten?
Quando foi a última vez em que urinou?	Wann ist das letzte Mal uriniert worden?
Como era a cor e cheiro da urina?	Wie waren die Farbe und der Geruch des Urins?
Existe diarreia?	Kommt es zu Durchfall?
Existe obstipação?	Besteht Verstopfung?
Ocorreu perda de peso?	Kam es zu Gewichtsverlust?
Qual era o peso antes da doença?	Wie war das Gewicht vor der Erkrankung?

Houve contacto com pessoas doentes?	Gab es Kontakt zu erkrankten Personen?
Você já teve esses sintomas anteriormente?	Hatten Sie diese Symptome schon einmal?
Há pessoas doentes na família?	Gibt es in der Familie erkrankte Personen?
Você tem azia?	Haben Sie Sodbrennen?
Você tem dor abdominal?	Haben Sie Bauchschmerzen?
Você tem diarreia?	Haben Sie Durchfall?
Como é a sua nutrição?	Wie ernähren Sie sich?
Você tem quaisquer outras condições médicas?	Haben Sie andere Erkrankungen?
Você toma antibióticos?	Nehmen Sie Antibiotika?
Você notou mudanças físicas durante a ingestão de certos alimentos?	Bemerken Sie körperliche Veränderungen bei der Aufnahme von bestimmten Nahrungsmitteln?
Como é o desenvolvimento dos sintomas?	Wie ist der zeitliche Verlauf der Symptome?
Você tem dor?	Haben Sie Schmerzen?
Você tem febre?	Haben Sie Fieber?
Você sente-se fraco?	Fühlen Sie sich schwach?
Você tem náuseas?	Haben Sie Übelkeit?
Você vomitou?	Haben Sie erbrochen?
Existe descoloração das fezes ou da urina?	Gibt es Farbveränderungen von Kot oder Urin?
O seu peso mudou nos últimos tempos?	Hat sich Ihr Gewicht in der letzten Zeit verändert?

Quais as doenças que você teve no passado?	Welche Erkrankungen hatten Sie in der Vergangenheit?
Você toma drogas ilegais?	Nehmen Sie Drogen zu sich?
Você esteve em outros países ultimamente?	Sind Sie in letzter Zeit im Ausland gewesen?
Você bebe álcool?	Trinken Sie Alkohol?
Você está a tomar alguma medicação?	Nehmen Sie Medikamente?
Você já recebeu transfusões de sangue?	Haben Sie schon einmal Bluttransfusionen erhalten?
A sua cor de pele mudou?	Hat sich Ihre Hautfarbe verändert ?
Você bebe café?	Trinken Sie Kaffee?
Você toma laxantes?	Nehmen Sie Abführmittel?
Você come de forma saudável?	Ernähren Sie sich gesund?
Por favor, mostre-me a parte do corpo.	Zeigen Sie mir die Stelle an Ihrem Körper.
Existem quaisquer problemas ou anormalidades no rim ou nos órgãos urinários?	Besteht eine Erkrankung oder Fehlbildung der Niere oder Harnorgane?

Cirurgia

Chirurgie

Temos de operar.	Wir müssen Sie operieren.
Não tenha medo.	Haben Sie keine Angst.
Você recebeu tratamento médico ultimamente?	Waren Sie in letzter Zeit in ärztlicher Behandlung?
Você está a tomar alguma medicação?	Nehmen Sie Medikamente?
Você tem um distúrbio de sangramento?	Haben Sie eine Blutungsneigung?

Você tem alguma alergia?	Haben Sie eine Allergie?
Você tem alguma doença infeciosa?	Haben Sie eine Infektionskrankheit?
Você tem uma doença cardiovascular ou circulatória?	Haben Sie eine Herz- oder Kreislauferkrankung?
Você tem uma doença no trato respiratório ou nos pulmões?	Haben Sie eine Krankheit der Atemwege oder der Lunge?
Você tem uma doença no sistema digestivo?	Haben Sie eine Erkrankung des Verdauungssystems?
Você tem uma doença metabólica?	Haben Sie eine Stoffwechselerkrankung?
Você tem um distúrbio do sistema nervoso?	Haben Sie eine Erkrankung des Nervensystems?
Você tem um glaucoma?	Haben Sie ein Glaukom?
Você tem outras doenças?	Haben Sie andere Krankheiten?
Você já teve um tumor?	Hatten Sie schon einmal einen Tumor?
Você já teve alguma doença ocular?	Haben oder hatten Sie eine Augenerkrankung?
A sua tireoide está doente?	Ist Ihre Schilddrüse krank?
Você já foi operado anteriormente?	Wurden Sie schon mal operiert?
Existe algum implante no corpo?	Befinden sich Implantate im Körper?
Você tem dentes falsos?	Haben Sie künstliche Zähne?
Você já teve uma oclusão vascular?	Hatten Sie schon einmal einen Gefäßverschluss?
Você já teve dificuldades na cicatrização de feridas?	Hatten Sie schon einmal Wundheilungsstörungen?
Você poderá estar grávida?	Könnten Sie schwanger sein?

Você já foi vacinado contra o tétano?	Sind Sie gegen Tetanus geimpft?

Anestesiologia

Anästhesiologie

Quantos anos você tem?	Wie alt sind Sie?
Qual é a sua altura?	Wie groß sind Sie?
Qual é o seu peso corporal?	Wie schwer sind Sie?
Você é um homem ou uma mulher?	Sind Sie ein Mann oder eine Frau?
O que é que você faz profissionalmente?	Was arbeiten Sie?
Você teve uma infeção nas últimas quatro semanas?	Besteht oder bestand in den letzten 4 Wochen eine Infektion?
Se sim, qual?	Wenn ja, welche?
Você já teve uma doença infeciosa, como HIV ou tuberculose?	Haben oder hatten Sie eine Infektionskrankheit wie zum Beispiel HIV oder Tuberkulose?
Você recebeu tratamento médico ultimamente?	Ist in letzter Zeit eine andere ärztliche Behandlung erfolgt?
Você está a tomar medicação regularmente?	Werden regelmäßig oder aktuell Medikamente eingenommen?
Você já foi operado?	Wurde schon einmal eine Operation durchgeführt?
Você já recebeu uma anestesia geral, anestesia regional ou anestesia local?	Wurde schon einmal eine Narkose, Regionalanästhesie oder örtliche Betäubung durchgeführt?
Já existiram problemas relacionados com anestesia na família próxima?	Traten in der nahen Familie Probleme im Zusammenhang mit einer Anästhesie auf?
Você ou seus parentes têm predisposição para febre alta durante ou após a anestesia?	Besteht bei Ihnen oder in Ihrer Familie die Veranlagung zu hohem Fieber bei oder nach Narkose?

Existe uma tendência de náuseas ou vómitos?	Besteht eine Neigung zu Übelkeit oder Erbrechen?
Você já recebeu uma transferência de sangue ou de componentes de sangue?	Ist schon einmal eine Übertragung von Blut oder Blutbestandteilen erfolgt?
Existe alguma alergia, como a febre do feno ou asma alérgica ou intolerância de certas substâncias?	Besteht eine Allergie wie Heuschnupfen oder allergisches Asthma oder eine Unverträglichkeit bestimmter Substanzen?
Ocorre falta de ar durante o exercício físico?	Tritt Atemnot bei Belastung auf?
Existe alguma doença respiratória ou de pulmão?	Besteht eine Atemwegs- oder Lungenerkrankung?
Existe ronco noturno pesado, apneia do sono ou paralisia das cordas vocais ou paralisia diafragmática?	Tritt nachts starkes Schnarchen auf, liegt eine Schlafapnoe vor oder besteht eine Stimmbandlähmung oder Zwerchfelllähmung?
Você sofre de uma doença vascular?	Besteht eine Gefäßerkrankung?
Você já teve uma oclusão vascular por coágulos de sangue?	Kam es schon einmal zu einem Gefäßverschluss durch Blutgerinnsel?
Você ou um membro da sua família têm uma maior tendência para sangrar?	Besteht bei Ihnen oder in Ihrer Blutsverwandtschaft eine erhöhte Blutungsneigung?
Você tem um distúrbio do sistema digestivo?	Besteht eine Erkrankung des Verdauungssystems?
Você sofre de azia?	Haben Sie Sodbrennen?
Existe uma doença do fígado, vesícula biliar ou das vias biliares?	Besteht eine Erkrankung der Leber, der Gallenblase oder Gallenwege?

Existe doença ou anormalidade no rim ou órgãos urinários?	Besteht eine Erkrankung oder Fehlbildung der Niere oder Harnorgane?
Você tem uma doença metabólica, como gota ou diabetes?	Besteht eine Stoffwechselerkrankung wie zum Beispiel Gicht oder Diabetes?
Existe um distúrbio da tireoide?	Besteht eine Schilddrüsenerkrankung?
Existe uma doença do músculo, ou desordem esquelética?	Besteht eine Muskelerkrankung oder Skeletterkrankung?
Existe um distúrbio do sistema nervoso?	Besteht eine Erkrankung des Nervensystems?
Existe alguma doença ocular?	Besteht eine Augenerkrankung?
Existem outras doenças?	Bestehen weitere Erkrankungen?
Há alguma condição especial dos dentes?	Gibt es Besonderheiten beim Zustand der Zähne?
Existem implantes no corpo?	Befinden sich Implantate im Körper?
Você usa tabaco regularmente?	Regelmäßiger Tabakkonsum?
Você bebe álcool regularmente?	Regelmäßiger Alkoholkonsum?
Você toma algum tipo de droga?	Werden illegale Drogen genommen?

Ginecologia e Obstetrícia / Gynäkologie und Geburtshilfe

Temos de operar.	Wir müssen Sie operieren.
Não tenha medo.	Haben Sie keine Angst.
Nós não prejudicaremos o seu filho	Wir werden Ihrem Kind nicht schaden.
Precisamos de realizar uma cesariana.	Wir müssen einen Kaiserschnitt durchführen.
Quem mandou-lhe até nós?	Wer hat Sie zu uns geschickt?

Quem é o seu ginecologista?	Wie heißt Ihr Frauenarzt?
Quem é o seu médico de família?	Wie heißt Ihr Hausarzt?
Qual é a razão para a sua visita?	Was ist der Grund Ihres Besuches bei uns?
Você tem condições médicas pré-existentes?	Haben Sie Vorerkrankungen?
Você já foi operado?	Wurden Sie schon einmal operiert?
Você fuma?	Rauchen Sie?
Você bebe álcool regularmente?	Trinken Sie regelmäßig Alkohol?
Você tem alergias?	Haben Sie Allergien?
Se sim, quais são as alergias?	Wenn ja, welche Allergien?
Quando foi a sua última triagem do cancro?	Wann war Ihre letzte Krebsvorsorgeuntersuchung?
Qual é a sua altura?	Wie groß sind Sie?
Qual é o seu peso corporal?	Was ist Ihr Gewicht?
Quantas vezes você já engravidou?	Wie oft waren Sie schwanger?
A quantas crianças você já deu à luz?	Wie viele Kinder haben Sie geboren?
Houve quaisquer irregularidades no parto?	Gab es Besonderheiten bei der Geburt?
Você está atualmente no seu período mentrual?	Haben Sie derzeit Ihre Regel?
Quando ocorreu o seu primeiro período menstrual?	Wann ist Ihre erste Regelblutung aufgetreten?
Você tem dor antes ou durante o período menstrual?	Haben Sie Schmerzen vor oder während der Periode?
Quando foi a última vez que você teve o seu período menstrual?	Wann hatten Sie das letzte Mal Ihre Periode?

Quando foi que ocorreu a sua menopausa?	Wann sind bei Ihnen die Wechseljahre eingetreten?
Você toma a pílula para controle de natalidade?	Nehmen Sie Medikamente für die Verhütung?
Qual a medicação que você toma no momento?	Welches Medikamente nehmen Sie derzeit ein?
Você toma quaisquer outras hormonas?	Nehmen Sie weitere Hormonpräparate?
Você já teve cancro de mama?	Hatten Sie Brustkrebs?
Você já teve cancro de ovário?	Hatten Sie Eierstockkrebs?
Você já teve cancro cervical?	Hatten Sie Gebärmutterhalskrebs?
Você já teve cancro?	Hatten Sie Darmkrebs?
Você já teve outros cancros?	Hatten Sie andere Krebserkrankungen?
Quanto tempo durou a gravidez em semanas?	Wie viele Schwangerschaftswochen gab es?
Você já teve um aborto espontâneo?	Hatten Sie schon einmal eine Fehlgeburt?
Qual era a posição fetal?	Wie war die Kindslage?
Qual foi a duração e evolução do nascimento?	Wie waren die Dauer und der Verlauf der Geburt?
Houve alguma dificuldade ou complicações no nascimento?	Gab es Schwierigkeiten oder Komplikationen bei der Geburt?
Como é que o líquido amniótico se parecia?	Wie hat das Fruchtwasser ausgesehen?
Como foi o resultado APGAR?	Wie war der APGAR-Score?
Quail foi o comprimento ao nascer, peso ao nascer e circunferência da cabeça no nascimento?	Wie waren die Geburtslänge, das Geburtsgewicht und der Kopfumfang bei der Geburt?

Quantas gravidezes você já teve incluindo a atual?	Um die wievielte Schwangerschaft handelt es sich?
Quantas crianças você tem, incluindo a presente?	Um das wievielte Kind handelt es sich?
Como foi o curso da gravidez?	Wie war der Verlauf der Schwangerschaft?
Você bebeu álcool durante a gravidez?	Haben Sie Alkohol während der Schwangerschaft getrunken?
Você fumou durante a gravidez?	Haben Sie während der Schwangerschaft geraucht?
Você consumiu drogas durante a gravidez?	Haben Sie während der Schwangerschaft illegale Drogen konsumiert?
Você tomou medicação durante a gravidez?	Haben Sie während der Schwangerschaft Medikamente konsumiert?
Houve alguma complicação durante a gravidez?	Kam es während der Schwangerschaft zu Komplikationen?
Houve sangramento durante a gravidez?	Kam es während der Schwangerschaft zu Blutungen?
Houve trabalho de parto prematuro durante a gravidez?	Kam es während der Schwangerschaft zu vorzeitigen Wehen?
Você tem outras doenças?	Haben Sie andere Krankheiten?
Você tem diabetes?	Haben Sie Diabetes?
Que vacinação você já recebeu?	Welche Impfungen haben Sie erhalten?
Você teve uma infeção durante a gravidez?	Hatten Sie während der Schwangerschaft einen Infekt?
Foi efetuado um teste para estreptococos B?	Ist ein Abstrich auf B-Streptokokken erfolgt?

Qual é o seu tipo de sangue e o seu fator Rhesus?	Was ist Ihre Blutgruppe und Ihr Rhesusfaktor?
Qual é o tipo de sangue do pai e o fator Rhesus do pai?	Was ist die Blutgruppe des Vaters und der Rhesusfaktor des Vaters?

Pediatria

Pädiatrie

Qual é a idade da criança?	Wie alt ist das Kind?
Qual é o peso corporal da criança?	Wie ist das Gewicht des Kindes?
Qual é a sua impressão sobre a criança?	Wie ist Ihr Eindruck von dem Kind?
Quanto desta substância foi consumida?	Welche Menge wurde von der Substanz eingenommen?
O comportamento da criança mudou?	Hat sich das Verhalten vom Kind verändert?
Que substância foi tirada?	Welche Substanz wurde eingenommen?
Quando foi que a substância foi tirada?	Wann wurde die Substanz eingenommen?
Que sintomas existem?	Welche Symptome bestehen?
Qual foi o peso do corpo no nascimento?	Wie hoch war das Geburtsgewicht?
Qual era a altura da criança ao nascer?	Wie groß war die Geburtsgröße?
Que doenças infantis você teve?	Welche Krankheiten hatten Sie bereits?
Quais são as vacinas que a criança levou?	Welche Impfungen wurden durchgeführt?
Existem quaisquer doenças crónicas?	Bestehen chronische Erkrankungen?
Como é que a criança se sente?	Wie geht es dem Kind?
Desde quando existem esses sintomas?	Seit wann besteht die Symptomatik?

Com que regularidade ocorrem vómitos e diarreia durante o dia?	Wie oft kommt es zu Erbrechen und Durchfall am Tag?
Como é o desenvolvimento dos sintomas?	Wie ist der Verlauf der Symptome?
Como é que o vómito se parece?	Wie sieht das Erbrochene aus?
Como é que a diarreia se parece?	Wie sieht der Durchfall aus?
Quanto líquido bebia a criança?	Wieviel Flüssigkeit hat das Kind aufgenommen?
Como é o desenvolvimento do peso corporal desde o início dos sintomas?	Wie ist der Gewichtsverlauf seit Beginn der Symptomatik?
Existem outros sintomas?	Bestehen andere Symptome?
Existe febre?	Besteht Fieber?
Existem quaisquer alergias alimentares conhecidas?	Gibt es bekannte Nahrungsmittelallergien?
Foram ingeridos antibióticos antes dos sintomas?	Wurden vor den Symptomen Antibiotika eingenommen?
Como foi o vómito?	Wie war das Erbrechen?
Quanto foi vomitado?	Wieviel wurde erbrochen?
Quantas vezes foi vomitado?	Wie oft wurde erbrochen?
O que foi que a criança comeu e bebeu?	Was hat das Kind gegessen und getrunken?
A criança vomitou?	Was hat das Kind erbrochen?
Quando é que a criança vomitou?	Wann hat das Kind erbrochen?
Como é que a criança come?	Wie isst das Kind?
Quanto é que a criança bebeu?	Wieviel hat das Kind getrunken?
Com que regularidade a diarreia ocorreu?	Wie oft kam es zu Durchfall?

Houve alguma mudança nos sintomas?	Kam es zu einer Veränderung der Symptome?
A criança come?	Isst das Kind noch?
A criança ainda bebe?	Trinkt das Kind noch?
Quão elevada é a febre?	Wie hoch ist das Fieber?
Quando é que a febre começou?	Wann hat das Fieber angefangen?
Quando é que a febre parou?	Wann hat das Fieber aufgehört?
A criança tem dor?	Hat das Kind Schmerzen?
A criança tem alguma alergia?	Hat das Kind Allergien?
Existe algum medicamento tomado regularmente?	Werden regelmäßig Medikamente eingenommen?
A medicação já foi administrada?	Wurden bereits Medikamente gegeben?
Os sintomas já ocorreram no passado?	Sind die Symptome in der Vergangenheit schon mal aufgetreten?
Existem outras pessoas doentes no ambiente social?	Sind andere im Umfeld krank?
A criança esteve no estrangeiro recentemente?	War das Kind in letzter Zeit im Ausland?
São os irmãos atualmente saudáveis?	Sind die Geschwister gesund?

Ortopedia / Orthopädie

Você obtém tratamento de que médicos?	Von welchen Ärzten werden Sie behandelt?
Você tem alergias ou intolerâncias?	Haben Sie Allergien oder Unverträglichkeiten?
Você toma medicamentos para diluir o sangue?	Nehmen Sie blutverdünnende Medikamente?

Você tem um distúrbio de sangramento?	Haben Sie eine Blutungsneigung?
Você já teve uma úlcera no estômago?	Hatten Sie schon einmal ein Magengeschwür?
Você tem outras doenças?	Haben Sie andere Krankheiten?
Esta doença já foi tratada?	Wurde diese Krankheit schon behandelt?
Você já foi operado?	Wurden Sie schon einmal operiert?
Você tem implantes no corpo?	Haben Sie Implantate im Körper?
Você tem qualquer metal no corpo?	Haben Sie Metall am oder im Körper?
Você faz exercício?	Treiben Sie Sport?
Você já deslocou a articulação?	Haben Sie das Gelenk schon einmal ausgekugelt?
Você já quebrou algum osso?	Haben Sie sich schon mal einen Knochen gebrochen?
As suas articulações doem quando está frio?	Schmerzen die Gelenke, wenn es kalt ist?
Quando é que a articulação dói?	Wann schmerzen die Gelenke?
Você tem rigidez matinal nas pernas?	Haben Sie morgens Steifigkeit in den Beinen?
Você tem tremor nas suas mãos?	Zittern Ihre Hände?
Você tem uma doença muscular?	Haben Sie eine Muskelkrankheit?
Você tem uma doença óssea?	Haben Sie eine Knochenkrankheit?

Psiquiatria e Medicina Psicossomática

Psychiatrie und Psychosomatik

Português	Deutsch
Como é que você chegou até nós?	Wie sind Sie zu uns gekommen?
Qual é o seu principal problema?	Was ist Ihr Hauptproblem?
Qual foi o gatilho?	Was war der Auslöser?
Quando é que começou?	Wann hat es angefangen?
Você está assustado?	Haben Sie Angst?
Você já pensou em se magoar?	Haben Sie den Gedanken sich etwas anzutun?
Você já se sentiu deprimido / teve sentimentos de melancolia / teve sentimentos de desesperança com frequência?	Haben Sie sich oft niedergeschlagen/schwermütig/hoffnungslos gefühlt?
Você teve pouco interesse / prazer em atividades?	Haben Sie wenig Interesse/Freude an Tätigkeiten gehabt?
Você tem uma doença mental?	Haben Sie eine psychische Krankheit?
Que doença é que você tem?	Welche Krankheit haben Sie?
Você já recebeu tratamento psiquiátrico?	Waren Sie schon einmal in psychiatrischer Behandlung?
Você vive em uma parceria?	Leben Sie in einer Partnerschaft?
Onde você mora?	Wo leben Sie?
Você tem dívida monetária?	Haben Sie Schulden?
Você já tentou se matar?	Haben Sie schon einmal versucht sich umzubringen?
Você pretende ferir a si próprio ou outros?	Planen Sie sich oder andere Menschen zu verletzen?
Por que motivo você tentou se matar?	Warum haben Sie versucht sich umzubringen?

Você tem metal no seu corpo?	Haben Sie Metall am oder im Körper?
Você tem alguma alergia?	Haben Sie Allergien?
Você tem outras condições médicas?	Haben Sie andere Erkrankungen?
Existem quaisquer doenças psiquiátricas na sua família?	Gibt es in Ihrer Familie psychiatrische Erkrankungen?
Você tem apetite?	Haben Sie Appetit?
Você tem problemas para dormir?	Haben Sie Schlafprobleme?
Você tem alterações de humor durante todo o dia?	Haben Sie Stimmungsschwankungen im Tagesverlauf?
Você sofre de um distúrbio sexual?	Leiden Sie unter einer sexuellen Störung?
Como é que o seu peso mudou recentemente?	Wie hat sich Ihr Gewicht in letzter Zeit verändert?
Você fuma?	Rauchen Sie?
Você bebe álcool?	Trinken Sie Alkohol?
Quanto?	Wieviel?
Quais são os medicamentos que você toma?	Welche Medikamente nehmen Sie?
Qual é a dosagem?	Wie ist die Dosierung?
Que tipo de pessoa você é?	Was für ein Mensch sind Sie?
Como você descreveria a si mesmo?	Wie würden Sie sich selbst beschreiben?
Você chora regularmente?	Weinen Sie regelmäßig?
Os seus interesses sociais mudaram?	Haben sich Ihre sozialen Interessen verändert?

Você tem dificuldade para se concentrar em conversas?	Haben Sie Probleme sich bei Konversationen zu konzentrieren?
Você sente-se perseguido?	Fühlen Sie sich verfolgt?
Você ouve vozes que outros não ouvem?	Hören Sie Stimmen, die andere nicht hören?
Você tem medo de espaços apertados?	Haben Sie Angst vor engen Räumen?

Neurologia

Neurologie

Você tem alguma doença neurológica?	Sind bei Ihnen neurologische Erkrankungen bekannt?
São conhecidos na sua família distúrbios neurológicos?	Sind in Ihrer Familie neurologische Erkrankungen bekannt?
Quando é que os sintomas começaram?	Wann haben die Symptome angefangen?
Os sintomas começaram de forma aguda, furtiva, durante o esforço ou em repouso?	Haben die Symptome akut, schleichend, bei Belastung oder in Ruhe angefangen?
Os sintomas estão a aumentar?	Sind die Symptome zunehmend?
Os sintomas estão a diminuir?	Sind die Symptome abnehmend?
Os sintomas são irregulares?	Treten die Symptome unregelmäßig auf?
Você tem vertigens?	Haben Sie Schwindel?
Como são as vertigens?	Wie ist der Schwindel?
Os sintomas ocorrem durante o exercício, movimento ou espontaneamente?	Treten die Symptome bei Belastung, bei Bewegung oder spontan auf?
Você tem uma doença mental?	Haben Sie psychische Erkrankungen?
Você tem condições médicas internas?	Haben Sie Erkrankungen der inneren Organe?

Esta condição médica foi tratada anteriormente?	Wurde die Krankheit therapiert?
Como é que a convulsão se parece?	Wie sah der Anfall aus?
Ambos os lados do corpo são afetados?	Waren beide Körperseiten betroffen?
Houve um golpe na cabeça?	Kam es zu einer Erschütterung des Kopfes?
Os olhos voltam-se?	Haben sich die Augen verdreht?
Quanto tempo durou a convulsão?	Wie lang war der Anfall?
Com que regularidade houve convulsões?	Wie oft kam es zu Anfällen?
Existe febre?	War Fieber vorhanden?
Houve vómito?	Kam es zu Erbrechen?
Existe sensibilidade à luz?	Bestand Lichtempfindlichkeit?
Qual é a sua impressão geral da criança?	Wie war Ihr Gesamteindruck des Kindes?
Os sintomas ocorreram anteriormente?	Ist die Symptomatik schon einmal aufgetreten?
O que você pensou quando viu a criança com estes sintomas?	Was dachten Sie, als Sie das Kind mit diesen Symptomen gesehen haben?
Existem outras doenças ou sintomas?	Bestehen andere Erkrankungen oder Symptome?
Alguma medicação é tomada regularmente?	Werden regelmäßig Medikamente eingenommen?
Medicação já está a ser administrada?	Wurden bereits Medikamente eingenommen?
Outros membros da família têm convulsões?	Haben andere Familienangehörige Krampfanfälle?

Você tem um certificado de vacinação?	Haben Sie einen Impfpass?
Você tem um boletim de saúde?	Haben Sie ein Untersuchungsheft?
Você perdeu a sensação nesta área?	Haben Sie das Gefühl in diesem Bereich verloren?
Você tem problemas de visão?	Haben Sie Probleme mit dem Sehen?
Você tem distúrbios sensoriais?	Haben Sie Sensibilitätsstörungen?
Está a ter dificuldades em andar?	Haben Sie Probleme beim Gehen?
Por favor, pressione contra a minha mão.	Bitte drücken Sie gegen meine Hand.
Você tem problemas com o sabor?	Haben Sie Probleme mit dem Schmecken?
Você tem problemas com a audição?	Haben Sie Probleme mit dem Hören?
Você tem problemas em manter o seu equilíbrio?	Haben Sie Probleme das Gleichgewicht zu halten?
Você tem problemas com a sua memória?	Haben Sie Probleme mit dem Gedächtnis?

História da dor   **Schmerzanamnese**

Você tem dor?	Haben Sie Schmerzen?
Você é afetado pela dor na vida quotidiana?	Sind Sie durch die Schmerzen im Alltag beeinträchtigt?
Com que regularidade você tem dor?	Wie oft haben Sie schmerzen?
Quão forte é a sua dor em uma escala de zero a dez, se zero significa sem dor?	Wie stark sind Ihre Schmerzen auf einer Skala von Null bis Zehn, wenn Null keine Schmerzen sind?
A dor é dependente da hora do dia?	Ist der Schmerz von der Tageszeit abhängig?

Como é que a dor foi desencadeada?	Wie wurde der Schmerz ausgelöst?
Desde quando?	Seit wann?
Quão forte?	Wie stark?
Como é que a dor se parece?	Wie fühlt sich der Schmerz an?
A dor é constante ou curta?	Ist der Schmerz dauernd oder intermittierend?
A dor alterou-se ou mudou recentemente?	Hat sich der Schmerz verlagert?
A dor irradia para outras áreas do corpo?	Strahlt der Schmerz in andere Körperbereiche aus?
Houve um trauma ou um impacto violento?	Gab es Traumata oder Gewalteinwirkungen?
Você já foi operado?	Wurden Sie schon einmal operiert?
Você tem febre?	Haben Sie Fieber?
Você tem vómitos ou náuseas?	Haben Sie Übelkeit oder erbrochen?
Você tosse?	Haben Sie Husten?
Você tem alterações na pele?	Haben Sie Hautveränderungen?
Quando é que você comeu?	Wann haben Sie gegessen?
Quanto é que você comeu?	Wieviel haben Sie gegessen?
O que é que você comeu?	Was haben Sie gegessen?
Quando foi o seu último movimento do intestino?	Wann war Ihr letzter Stuhlgang?
Você já teve diarreia?	Hatten Sie Durchfall?
Como eram a cor e o cheiro?	Wie waren die Farbe und der Geruch?

Quando é que você urinou pela última vez?	Wann haben Sie das letzte Mal uriniert?
Doeu quando você urinou?	Haben Sie Schmerzen beim Urinieren?
Qual é a cor e cheiro da urina?	Wie sind die Farbe und der Geruch des Urins?
Atualmente, você tem o seu período menstrual?	Haben Sie gerade Ihre Regel?
Você tem alergias ou intolerâncias?	Haben Sie Allergien oder Unverträglichkeiten?
Você tem outras doenças?	Haben Sie sonst irgendwelche Erkrankungen?
Você está a tomar alguma medicação?	Nehmen Sie Medikamente?
Medicação foi administrada hoje?	Wurden heute Medikamente eingenommen?
Você tem dor nesta área do seu corpo?	Haben Sie an dieser Stelle Schmerzen?

História Social — Sozialanamnese

Qual é o o seu nome?	Wie heißen Sie?
Quantos anos você tem?	Wie alt sind Sie?
Qual é o seu sexo?	Was ist Ihr Geschlecht?
Qual é o seu estado civil?	Wie ist Ihr Familienstand?
Com quem você vive junto?	Mit wem leben Sie zusammen?
Qual é o seu nível mais elevado de escolaridade?	Was ist Ihr höchster Bildungsabschluss?
Qual é a sua profissão aprendida?	Was ist Ihr erlernter Beruf?
O que é que você faz profissionalmente?	Was arbeiten Sie?
Onde é que você trabalha?	Wo arbeiten Sie?

Quantas horas é que você trabalha por semana?	Wie viele Stunden arbeiten Sie pro Woche?
Desde quando é que você não pode trabalhar?	Seit wann können Sie nicht arbeiten?
Por que motivo você não pode trabalhar?	Warum können Sie nicht arbeiten?
Você está aposentado?	Sind Sie Rentner?
Você tem dinheiro suficiente?	Haben Sie genug Geld?
Você está atualmente doente?	Sind Sie derzeit krank?
Você pratica desporto?	Machen Sie Sport?
Que desporto você está a praticar?	Welchen Sport treiben Sie?
Quais são os seus passatempos?	Was sind Ihre Hobbys?

Exame físico | **Körperliche Untersuchung**

Entre.	Kommen Sie herein.
Quero examinar você.	Ich möchte Sie untersuchen.
Vou dar-lhe uma agulha intravenosa.	Ich werde Ihnen eine intravenöse Nadel geben.
Por favor, deite-se.	Bitte legen Sie sich hin.
Por favor, levante-se.	Bitte stellen Sie sich hin.
Por favor, abra a sua boca.	Bitte öffnen Sie den Mund.
Por favor, dispa-se.	Bitte entkleiden Sie sich.
Relaxe.	Entspannen Sie sich.
Respire profundamente.	Atmen Sie tief ein.
Por favor, segure a sua respiração.	Halten Sie die Luft an.
Tussa fortemente.	Husten Sie stark.

Por favor, faça o seguinte movimento.	Bitte machen Sie mir folgende Bewegung nach.
Por favor, olhe para o meu dedo.	Bitte schauen Sie auf meinen Finger.
Por favor, mostre-me a parte do seu corpo.	Bitte zeigen Sie mir die Stelle an Ihrem Körper.
Por favor, feche os seus olhos.	Bitte schließen Sie die Augen.
Eu quero tomar o pulso.	Ich möchte den Puls messen.
Eu quero medir a pressão arterial.	Ich möchte den Blutdruck messen.
Eu quero medir a temperatura.	Ich möchte die Temperatur messen.
Estenda a sua língua.	Strecken Sie die Zunge heraus.
Empurre contra a minha mão.	Drücken Sie gegen meine Hand.
Pressione a minha mão.	Drücken Sie meine Hand.
Boa noite.	Gute Nacht.

Portugués	Francés
Emergências	**Les Urgences**
Ajuda	À l'aide
Você precisa de ajuda?	Avez vous besoin d'aide ?
Existe um risco para os ajudantes?	Y at-il un risque pour les aidants ?
Obter ajuda.	Obtenez de l'aide.
Chame um médico.	Appellez un medecin.
Chame a polícia.	Appellez la police.
Chame os bombeiros.	Appelez les pompiers.
Onde é o próximo hospital?	Où se trouve l'hôpital le plus proche ?
Existe uma emergência?	Y a-t-il une urgence ?
O que aconteceu?	Qu'est-il arrivé ?
Onde é que isso aconteceu?	Où cela s'est-il passé ?
Quando é que isso aconteceu?	Quand est-ce arrivé ?
Qual foi o gatilho?	Quel a été l'élément déclencheur?
Há alguma informação médica importante sobre a pessoa afetada?	Y at-il des informations médicales importantes sur la personne concernée ?
Quais são os sintomas?	Quels sont les symptômes ?
Existe dor no peito?	Y a-t-il des douleurs à la poitrine ?
Quantas pessoas estão feridas?	Combien de personnes sont blessées ?
A pessoa tem alergias?	La personne a-t-elle des allergies ?

A pessoa afetada está a tomar medicação para diluir o sangue?	La personne concernée prend t'elle un médicament anti-coagulants ?
A pessoa afetada está a tomar medicação?	La personne concernée prend t'elle des médicaments ?
Existe medicação de emergência?	Y at-il des médicaments d'urgence?
Foram tomadas drogas ilegais?	Y at-il eu usage de drogues illicites?
A pessoa foi operada recentemente?	La personne a t'elle été opérée récemment ?
Quando é que a pessoa comeu pela última vez?	Quand est-ce que la personne a mangé pour la dernière fois ?
O que foi comido?	Qu'a t'elle mangé ?
Como chegou ao evento?	Comment se fait-il à l'événement?
O que aconteceu imediatamente antes?	Que s'est il passé juste avant ?
A pessoa afetada tem alguma doença?	La personne concernée souffre t'elle d'une maladie quleconque ?
A pessoa afetada é diabética?	La personne concernée souffre t'elle de diabete ?
A pessoa afetada tem uma doença metabólica?	Est-ce que la personne concernée souffre d'une maladie métabolique?
A pessoa afetada tem uma doença cardíaca?	Est-ce que la personne concernée souffre d'une maladie cardiaque ?
Qual foi o gatilho?	Quel a été le déclencheur ?
A pessoa tem fatores de risco médico?	la personne concernée a t'elle des facteurs risque ?

Declarações Úteis	Déclarations utiles
Olá	Bonjour
O meu nome é	Mon nom est
Qual é o seu nome?	Quel est votre nom ?
Não tenha medo.	N'ayez aucune crainte
Eu quero ajudar-lhe.	Je veux vous aider.
Entre.	Entrez.
Por favor, fale lentamente.	Parlez lentement s'il vous plait.
Repita, por favor.	Veuillez répéter.
Eu não compreendo isso.	Je ne comprends pas cela.
Sim	Oui
Não	Non
Possivelmente	peut-être
Eu não sei.	Je ne sais pas.
Obrigado	Je vous remercie
Adeus	Au revoir
Amanhã	Demain
Hoje	Aujourd'hui
Ontem	Hier
Eu preciso de ajuda.	J'ai besoin d'aide.
Eu preciso de um médico.	J'ai besoin d'un medecin.
Você concorda?	Êtes-vous d'accord ?
Emergência	Urgence

Acidente	Accident
Fogo	Feu
Sem problemas	aucun problème
Eu estou doente.	Je suis malade.
Eu sou saudável.	Je suis en bonne santé.
Eu preciso	j'ai besoin
Eu gostaria	J'aimerais
Você tem que	Vous devez
Você tem perguntas?	Avez-vous des questions ?
Eu tenho um problema.	J'ai un problème.
Eu tenho dor.	J'ai mal.
Eu preciso de medicação.	Je besoin de médicaments.
Onde é o próximo hospital?	Où se trouve l'hôpital le plus proche ?
Eu volto já.	Je reviens tout de suite.
Relaxar.	Détendez vous.
Aqui	Ici
Lá	Là
polícia	Police
Zero	Zéro
Um	Un
Dois	Deux
Três	Trois
Quatro	Quatre

Cinco	Cinq
Seis	Six
Sete	Sept
Oito	Huit
Nove	Neuf
Dez	Dix
segundos	Secondes
minutos	Minutes
horas	Heures
dias	Journées
semanas	Semaines
meses	Mois
anos	Années
pessoas	Personnes

Enfermagem	**Allaitement**
Olá, eu serei o seu enfermeiro e o meu nome é	Salut, je suis votre infirmier (infirmière) et mon nom est
Qual é o seu nome?	Quel est votre nom ?
Quantos anos você tem?	Quel âge avez-vous ?
Que línguas você fala?	Quelles langues parlez-vous ?
Você fala o meu idioma?	Parlez-vous ma langue ?
Por favor, sente-se.	Asseyez-vous s'il vous plaît.
Por favor, levante-se.	Levez-toi s'il vous plaît.
respirar	Inspirez

exalar	Expirez
Eu quero ajudar-lhe.	Je veux vous aider.
Como você está?	Comment allez-vous ?
Por que motivo você está aqui?	Pourquoi etes-vous ici ?
Quão forte é a sua dor em uma escala de zero a dez, se zero significa sem dor?	À combien évaluerez vous l'intensité de votre douleur sur une échelle de zéro à dix, zéro signifiant aucune douleur ?
Você precisa de ajuda?	Avez-vous besoin d'aide ?
Você precisa de ajuda com a alimentação?	Avez-vous besoin d'aide pour manger ?
Você precisa de ajuda com a higiene pessoal?	Avez-vous besoin d'aide pour votre hygiène personnelle ?
Você precisa de ajuda, se você precisar de usar a casa de banho?	Avez-vous besoin d'aide pour utiliser les toilettes ?
Precisa de ajuda para se vestir?	Avez-vous besoin d'aide pour vous habiller ?
Você pode andar?	Pouvez-vous marcher ?
Você tem alguma alergia a medicamentos?	Avez-vous des allergies aux médicaments ?
Quais as doenças que você tem?	Quelles maladies avez-vous ?
Você tem dor?	Avez-vous mal ?
Você precisa de analgésicos?	Avez-vous besoin d'antalgiques ?
Você precisa de comprimidos para dormir?	Avez-vous besoin de somnifères ?
Está com fome?	Avez-vous faim ?
Onde dói?	Où est-ce que ça fait mal ?
A dor tornou-se mais forte?	Est-ce que la douleur est devenu plus forte ?

Desde quando é que você tem estes sintomas?	Depuis quand avez-vous ces symptômes ?
Você está grávida?	Etes-vous enceinte ?
Você tem náuseas?	Avez-vous des nausées ?
Você está a tomar alguma medicação?	Prenez vous des médicaments ?
Você precisa de medicação?	Avez-vous besoin de médicaments?
Você esteve anteriormente no hospital?	Avez-vous été à l'hôpital ?
Você já esteve na sanita?	Avez-vous été aux toilettes ?
Você gostaria de ir à casa de banho?	Voulez-vous aller à la salle de bain?
Eu quero lavar-lhe.	Je veux vous laver.
Eu quero mover-lhe.	Je veux vous déplacer.
Eu quero tomar o pulso.	Je veux prendre votre pouls.
Eu quero medir a pressão arterial.	Je veux mesurer votre pression artérielle.
Eu quero medir a temperatura.	Je veux prendre votre température.
Eu quero ver o curativo.	Je veux voir le bandage.
Vamos ver você regularmente.	Nous vous examinerons régulièrement.
Por favor, tome estes medicamentos.	Veuillez prendre ces médicaments.
Pressione o botão se você precisar de ajuda.	Appuyez sur le bouton si vous avez besoin d'aide.
Peça ajuda antes de se levantar.	Appellez à l'aide avant de vous lever.
Vou dar-lhe uma injeção.	Je vais vous faire une injection.

Precisa de algo mais?	Avez-vous besoin d'autre chose ?
Boa noite	Bonne nuit
Desejo-lhe boa sorte.	Je vous souhaite bonne chance.

História Médica Geral / Histoire médicale générale

Olá, eu sou o seu médico e meu nome é	Bonjour, je suis votre médecin et mon nom est
Qual é a sua profissão?	Quelle est votre profession ?
Onde é que você trabalha?	Où travaillez vous ?
Por que razão você veio até nós?	Pourquoi etes-vous venu ?
Quais são os seus sintomas?	Quels sont vos symptômes ?
Desde quando é que você tem esses sintomas?	Depuis quand avez-vous ces symptômes ?
Qual é o seu nome?	Quel votre ton nom ?
Quantos anos você tem?	Quel âge avez-vous ?
Qual é a sua altura e qual é o seu peso corporal?	Quelle est votre taille et quel est votre poids corporel ?
Você está ferido?	Etes-vous blessé ?
Você está doente?	Etes-vous malade ?
Você já foi operado?	Avez-vous déjà été opéré ?
Você tem alergias?	Avez-vous des allergies ?
Você tem náuseas ou quer vomitar?	Avez-vous des nausées ou des vomissements ?
Você tem outras doenças?	Avez-vous d'autres maladies ?
Você tem dor?	Avez-vous mal ?
Você está a tomar alguma medicação?	Prenez-vous des médicaments ?

Você esteve no estrangeiro nos últimos seis meses?	Avez été à l'étranger au cours des six derniers mois ?
Quais são as vacinas que você tem?	Quels vaccins avez-vous eu ?
Como é que as suas fezes se parecem?	Vos selles ressemblent a quoi ?
O que você comeu nos últimos dias?	Qu'avez-vous mangé ces derniers jours ?
Você tem febre?	Avez-vous de la fièvre ?
Você perdeu, de forma não intencional, peso nos últimos seis meses?	Avez-vous perdu involontairement du poids au cours des six derniers mois ?
Você transpira tanto que tem de mudar de roupa durante as noites?	Avez-vous transpirer au point de devoir vous changer durant les nuits ?
Existem quaisquer doenças na sua família próxima?	Y a-t-il des maladies dans votre famille proche ?
Existem doenças genéticas na sua família?	Y at-il des maladies génétiques dans votre famille ?
Você fuma?	Est-ce que vous fumez ?
Você bebe álcool?	Est-ce que vous consomez de l'alcool ?
Você está sexualmente ativo?	Êtes-vous sexuellement actif ?
Você está grávida?	Etes-vous enceinte ?
Você toma drogas?	Prenez-vous des médicaments ?
Você tem um vício?	Avez-vous une dépendance ?
Você pratica desporto?	Faites-vous du sport ?
Você tem parentes que podem ajudá-lo?	Avez-vous des parents qui peuvent vous aider ?
Você tem alguma deficiência?	Souffrez-vous d'un handicap ?

Qual é o seu número de telefone?	Quel est votre numéro de téléphone ?
Qual é o médico que lhe mandou aqui?	Quel médecin vous a envoyé ici ?
Quem é o seu médico de família?	Qui est votre médecin de famille ?
Existem quaisquer doenças no seu ambiente?	Y a-t-il des maladies dans votre environnement ?
Você tem contacto com animais?	Avez-vous des contacts avec des animaux ?
Você trabalha com alimentos?	Travaillez-vous avec la nourriture?
Quais são os seus passatempos?	Quels sont vos loisirs ?
Você tem contacto com substâncias tóxicas?	Avez-vous des contacts avec des substances toxiques ?
Você tomou quaisquer medicamentos antes do início dos sintomas?	Avez-vous pris des médicaments avant l'apparition des symptômes?
Você viajou recentemente?	Avez-vous voyagé récemment ?
Para onde é que você viajou?	Où avez-vous voyagé ?
Por quanto tempo você viajou?	Pour combien de temps avez-vous voyager ?
Quando é que você viajou?	Quand avez-vous voyagé ?
O que é que você fez na sua viagem?	Qu'avez-vous fait pendant votre voyage ?
Você teve contacto com a população local?	Avez-vous eu des contacts avec la population locale ?
Você está a sofrer de tuberculose?	Souffrez-vous de la tuberculose ?
Você tem HIV ou AIDS?	Avez-vous le VIH ou le sida ?
Se você tem hepatite?	Avez-vous l'hépatite ?

Você tem contacto com os imigrantes?	Avez-vous contact avec les immigrés ?
Você é homossexual?	Êtes-vous homosexuel ?
Medicina Interna	**Médecine interne**
Quais são os sintomas atuais?	Quels sont les symptômes actuels?
Por favor, descreva os seus sintomas.	Veuillez décrire vos symptômes.
Quando é que os sintomas começaram?	Quand les symptômes ont-ils commencé ?
Como foi o curso dos sintomas?	Comment sont apparu les symptômes ?
Qual foi a intensidade dos sintomas?	Quelle était l'intensité des symptômes ?
Houve um gatilho para os sintomas?	Y avait-il un déclencheur pour les symptômes ?
Como é a sua respiração?	Comment est votre respiration ?
Quando foi feito o diagnóstico?	A quand remonte le diagnostic ?
Como foi a evolução da doença até agora?	Comment a évolué la maladie jusqu'à présent ?
Qual foi a frequência de ataques anteriores?	Quelle a été la fréquence des crises précédentes ?
Houve um agravamento da doença?	Y avait-il une aggravation de la maladie ?
Foi efetuado um teste?	Y a t-il eu un test pris ?
Há algum tipo de alergia?	Y a-t-il des allergies ?
Quais são os sintomas da alergia?	Quels sont les symptômes de l'allergie ?
Quantas vezes você tem sintomas de alergia?	À quelle fréquence avez-vous des symptômes de l'allergie ?

A alergia já foi examinada por um médico?	Est-ce que l'allergie a déjà été examinée par un médecin ?
Os medicamentos foram administrados?	Des médicaments ont t'il été administrés ?
Você tem um inalador?	Avez-vous un inhalateur ?
Você toma medicação de forma regular?	Prenez-vous des médicaments régulièrement ?
Esses sintomas já ocorreram no passado?	Est-ce que ces symptômes se sont déjà produient dans le passé ?
Existe um boletim de saúde?	Y at-il un livré de santé ?
Você tem um certificado de vacinação?	Avez-vous un certificat de vaccination ?
Você está assustado?	Avez-vous peur ?
Desde quando existe febre?	Depuis quand avez-vous eu de la fièvre ?
Quão elevada é a febre?	Quelle est l'intensité la fièvre ?
Você está sonolento?	Êtes-vous somnolent ?
Tem a atenção prejudicada?	Votre attention est-elle altérée ?
Como é o comportamento ao nível da bebida?	Comment est votre comportement en ce qui concerne la consommation d'alcool ?
Quando foi a última vez em que urinou?	Quand était la dernière fois ou vous avez uriner ?
Como era a cor e cheiro da urina?	Comment étaient la couleur et l'odeur de l'urine ?
Existe diarreia?	Avez vous la diarrhée ?
Existe obstipação?	Etes vous constipé ?
Ocorreu perda de peso?	Y-a-t-il eu une perte de poids ?

Qual era o peso antes da doença?	Quel était votre poids avant la maladie ?
Houve contacto com pessoas doentes?	Avez vous été en contact avec des malades ?
Você já teve esses sintomas anteriormente?	Avez-vous eu ces symptômes auparavant ?
Há pessoas doentes na família?	Avez vous des malades dans la famille ?
Você tem azia?	Avez-vous des brûlures d'estomac?
Você tem dor abdominal?	Avez-vous des douleurs abdominales ?
Você tem diarreia?	Avez-vous la diarrhée ?
Como é a sua nutrição?	Quelle est votre type alimentation?
Você tem quaisquer outras condições médicas?	Avez-vous d'autres conditions médicales ?
Você toma antibióticos?	Prenez-vous des antibiotiques ?
Você notou mudanças físicas durante a ingestão de certos alimentos?	Avez-vous remarqué des changements physiques au cours de l'ingestion de certains aliments?
Como é o desenvolvimento dos sintomas?	Comment se passe le développement des symptômes ?
Você tem dor?	Avez-vous mal ?
Você tem febre?	Avez-vous de la fièvre ?
Você sente-se fraco?	Vous sentez-vous faible ?
Você tem náuseas?	Avez-vous des nausées ?
Você vomitou?	Avez-vous vomi ?

Existe descoloração das fezes ou da urina?	Y at-il une décoloration des selles ou de l'urine ?
O seu peso mudou nos últimos tempos?	Votre poids a-t-il changé ces derniers temps ?
Quais as doenças que você teve no passado?	Quelles sont les maladies que vous avez eu dans le passé ?
Você toma drogas ilegais?	Prenez-vous des drogues illicitess?
Você esteve em outros países ultimamente?	Avez-vous été dans d'autres pays ces derniers temps ?
Você bebe álcool?	Consomez-vous de l'alcool ?
Você está a tomar alguma medicação?	Est-ce que vous prenez des médicaments ?
Você já recebeu transfusões de sangue?	Avez-vous déjà reçu des transfusions sanguines ?
A sua cor de pele mudou?	La couleur de votre peau a t'elle changé ?
Você bebe café?	Buvez-vous du café ?
Você toma laxantes?	Prenez-vous des laxatifs ?
Você come de forma saudável?	Mangez-vous sainement ?
Por favor, mostre-me a parte do corpo.	Veuillez me montrer la partie du corps.
Existem quaisquer problemas ou anormalidades no rim ou nos órgãos urinários?	Y a-t-il des problèmes ou des anomalies dans les reins ou les organes urinaires ?

Cirurgia

Chirurgie

Temos de operar.	Nous devons opérer.
Não tenha medo.	N'ayez pas peur.
Você recebeu tratamento médico ultimamente?	Avez-vous reçu un traitement médical ces derniers temps ?

Você está a tomar alguma medicação?	Prendez-vous des médicaments ?
Você tem um distúrbio de sangramento?	Avez-vous un trouble du saignement ?
Você tem alguma alergia?	Avez-vous une allergie ?
Você tem alguma doença infeciosa?	Avez-vous une maladie infectieuse?
Você tem uma doença cardiovascular ou circulatória?	Avez-vous une maladie cardiovasculaire ?
Você tem uma doença no trato respiratório ou nos pulmões?	Avez-vous une maladie des voies respiratoires ou les poumons ?
Você tem uma doença no sistema digestivo?	Avez-vous une maladie du système digestif ?
Você tem uma doença metabólica?	Avez-vous un trouble métabolique?
Você tem um distúrbio do sistema nervoso?	Avez-vous un trouble du système nerveux ?
Você tem um glaucoma?	Avez-vous un glaucome ?
Você tem outras doenças?	Avez-vous d'autres maladies ?
Você já teve um tumor?	Avez-vous déjà eu une tumeur ?
Você já teve alguma doença ocular?	Avez-vous eu une maladie des yeux?
A sua tireoide está doente?	Votre thyroïde est elle malade ?
Você já foi operado anteriormente?	Avez-vous déja été opéré auparavant ?
Existe algum implante no corpo?	Avez-vous des implants dans le corps ?
Você tem dentes falsos?	Avez-vous de fausses dents ?
Você já teve uma oclusão vascular?	Avez-vous déjà eu une occlusion vasculaire ?

Você já teve dificuldades na cicatrização de feridas?

Avez-vous déjà eu une altération de la cicatrisation ?

Você poderá estar grávida?

Pourriez-vous être enceinte ?

Você já foi vacinado contra o tétano?

Avez-vous été vacciné contre le tétanos ?

Anestesiologia

Anesthésiologie

Quantos anos você tem?

Quel âge avez-vous ?

Qual é a sua altura?

Quelle est votre taille ?

Qual é o seu peso corporal?

Quel est votre poids corporel ?

Você é um homem ou uma mulher?

Êtes-vous un homme ou une femme ?

O que é que você faz profissionalmente?

Quel est votre travail ?

Você teve uma infeção nas últimas quatro semanas?

Avez-vous eu une infection au cours des quatre dernières semaines ?

Se sim, qual?

Si oui, la quelle ?

Você já teve uma doença infeciosa, como HIV ou tuberculose?

Avez-vous déjà eu une maladie infectieuse comme le VIH ou la tuberculose ?

Você recebeu tratamento médico ultimamente?

Avez-vous reçu un traitement médical ces derniers temps ?

Você está a tomar medicação regularmente?

Est-ce que vous prenez régulièrement des médicaments ?

Você já foi operado?

Avez-vous déjà été opéré ?

Você já recebeu uma anestesia geral, anestesia regional ou anestesia local?

Avez-vous déjà reçu une anesthésie générale, anesthésie loco-régionale ou anesthésie locale ?

Já existiram problemas relacionados com anestesia na família próxima?	Y at-il déja eu des problèmes liés à l'anesthésie dans la famille proche?
Você ou seus parentes têm predisposição para febre alta durante ou após a anestesia?	Avez-vous ou vos proches la prédisposition à une forte fièvre pendant ou après l'anesthésie ?
Existe uma tendência de náuseas ou vómitos?	Y at-il une tendance de nausées ou des vomissements ?
Você já recebeu uma transferência de sangue ou de componentes de sangue?	Avez-vous déjà reçu une transfusion sanguine oude composants sanguins ?
Existe alguma alergia, como a febre do feno ou asma alérgica ou intolerância de certas substâncias?	Y at-il une allergie quelconque tel que le rhume des foins ou l'asthme allergique ou l'intolérance à certaines substances ?
Ocorre falta de ar durante o exercício físico?	Est-ce que l'essoufflements se produit pendant l'exercice physique?
Existe alguma doença respiratória ou de pulmão?	Y at-il une maladie respiratoire ou pulmonaire ?
Existe ronco noturno pesado, apneia do sono ou paralisia das cordas vocais ou paralisia diafragmática?	Avez-vous de forts ronflements nocturnes, l'apnée du sommeil, la paralysie des cordes vocales ou une paralysie diaphragmatique ?
Você sofre de uma doença vascular?	Souffrez-vous d'une maladie vasculaire ?
Você já teve uma oclusão vascular por coágulos de sangue?	Avez-vous jamais eu une occlusion vasculaire par des caillots sanguins?
Você ou um membro da sua família têm uma maior tendência para sangrar?	Avez-vous ou un membre de votre famille une tendance à saigner ?

Você tem um distúrbio do sistema digestivo?	Avez-vous un trouble du système digestif ?
Você sofre de azia?	Souffrez-vous de brûlures d'estomac ?
Existe uma doença do fígado, vesícula biliar ou das vias biliares?	Y a t'il une maladie du foie, de la vésicule biliaire ou des voies biliaires ?
Existe doença ou anormalidade no rim ou órgãos urinários?	Y at-il une maladie ou une anomalie dans les organes des reins ou des voies urinaires ?
Você tem uma doença metabólica, como gota ou diabetes?	Avez-vous une maladie métabolique comme la goutte ou le diabète ?
Existe um distúrbio da tireoide?	Y at-il un trouble de la thyroïde ?
Existe uma doença do músculo, ou desordem esquelética?	Y at-il une maladie musculaire, ou un trouble musculo-squelettique ?
Existe um distúrbio do sistema nervoso?	Y at-il un trouble du système nerveux ?
Existe alguma doença ocular?	Y at-il une maladie des yeux ?
Existem outras doenças?	Y at-il d'autres maladies ?
Há alguma condição especial dos dentes?	Y a-t-il une condition particulière au niveau des dents ?
Existem implantes no corpo?	Y at-il des implants dans le corps ?
Você usa tabaco regularmente?	Utilisez-vous régulièrement le tabac?
Você bebe álcool regularmente?	Buvez-vous régulièrement de l'alcool ?
Você toma algum tipo de droga?	Prenez-vous des drogues illégales?

Ginecologia e Obstetrícia

Temos de operar.

Não tenha medo.

Nós não prejudicaremos o seu filho

Precisamos de realizar uma cesariana.

Quem mandou-lhe até nós?

Quem é o seu ginecologista?

Quem é o seu médico de família?

Qual é a razão para a sua visita?

Você tem condições médicas pré-existentes?

Você já foi operado?

Você fuma?

Você bebe álcool regularmente?

Você tem alergias?

Se sim, quais são as alergias?

Quando foi a sua última triagem do cancro?

Qual é a sua altura?

Qual é o seu peso corporal?

Quantas vezes você já engravidou?

A quantas crianças você já deu à luz?

Gynécologie et obstétrique

Nous devons opérer.

N'ayez pas peur.

Nous n'allons pas faire de mal à votre enfant.

Nous devons faire une césarienne.

Qui vous a envoyé chez nous ?

Qui est votre gynécologue ?

Qui est votre médecin de famille ?

Quelle est la raison de votre visite?

Avez-vous des problèmes de santé?

Avez-vous déjà été opéré ?

Est-ce que vous fumez ?

Buvez-vous régulièrement de l'alcool ?

Avez-vous des allergies ?

Si oui, quelles allergies ?

Quand a été votre dernier dépistage du cancer ?

Quelle est votre taille ?

Quel est votre poids ?

Combien de grossesses avez-vous eues ?

À combien d'enfants avez-vous donné naissance ?

Houve quaisquer irregularidades no parto?	Y a-t-il eu des complications lors de l'accouchement ?
Você está atualmente no seu período mentrual?	Avez-vous actuellement vos règles?
Quando ocorreu o seu primeiro período menstrual?	Quand avez-vous eu vos règles pour la première fois ?
Você tem dor antes ou durante o período menstrual?	Avez-vous des douleurs avant ou pendant vos règles ?
Quando foi a última vez que você teve o seu período menstrual?	À quand remonte la dernière fois que vous avez eu vos règles ?
Quando foi que ocorreu a sua menopausa?	Depuis quand êtes-vous ménopausée ?
Você toma a pílula para controle de natalidade?	Prenez-vous la pilule ?
Qual a medicação que você toma no momento?	Quel médicament prenez-vous en ce moment ?
Você toma quaisquer outras hormonas?	Prenez-vous d'autres hormones ?
Você já teve cancro de mama?	Avez-vous eu un cancer du sein ?
Você já teve cancro de ovário?	Avez-vous eu un cancer des ovaires?
Você já teve cancro cervical?	Avez-vous eu un cancer du col de l'utérus ?
Você já teve cancro?	Avez-vous eu un cancer ?
Você já teve outros cancros?	Avez-vous eu d'autres cancers ?
Quanto tempo durou a gravidez em semanas?	De combien de semaines êtes-vous enceinte ?
Você já teve um aborto espontâneo?	Avez-vous déjà fait une fausse couche ?
Qual era a posição fetal?	Quelle était la position du foetus ?

Qual foi a duração e evolução do nascimento?	Combien de temps a duré la grossesse ?
Houve alguma dificuldade ou complicações no nascimento?	Avez-vous eu des difficultés ou des complications à l'accouchement ?
Como é que o líquido amniótico se parecia?	À quoi ressemblait le liquide amniotique ?
Como foi o resultado APGAR?	Quel était le score d'Apgar ?
Quail foi o comprimento ao nascer, peso ao nascer e circunferência da cabeça no nascimento?	Quels ont été la longueure, le poids de l'enfant à la naissance et la circonférence de la tête à la naissance ?
Quantas gravidezes você já teve incluindo a atual?	Combien de grossesses avez-vous eues, y compris la grossesse actuelle ?
Quantas crianças você tem, incluindo a presente?	Combien d'enfants avez-vous, en comptant celui-ci ?
Como foi o curso da gravidez?	Comment s'est passé votre grossesse ?
Você bebeu álcool durante a gravidez?	Avez-vous bu de l'alcool pendant la grossesse ?
Você fumou durante a gravidez?	Avez-vous fumé pendant la grossesse ?
Você consumiu drogas durante a gravidez?	Avez-vous consommé de la drogue au cours de la grossesse ?
Você tomou medicação durante a gravidez?	Avez-vous pris des médicaments durant la grossesse ?
Houve alguma complicação durante a gravidez?	Y a t'il eu des complications durant la grossesse ?
Houve sangramento durante a gravidez?	Avez-vous saigné durant la grossesse ?
Houve trabalho de parto prematuro durante a gravidez?	Avez-vous eu des contractions prématurées durant la grossesse ?

Você tem outras doenças?	Avez-vous eu d'autres maladies ?
Você tem diabetes?	Avez-vous le diabète ?
Que vacinação você já recebeu?	Quels vaccins avez-vous reçus ?
Você teve uma infeção durante a gravidez?	Avez-vous eu une infection durant la grossesse ?
Foi efetuado um teste para estreptococos B?	Avez-vous fait un test de dépistage du streptocoque B ?
Qual é o seu tipo de sangue e o seu fator Rhesus?	Quel est votre groupe sanguin et votre rhésus ?
Qual é o tipo de sangue do pai e o fator Rhesus do pai?	Quel est le groupe sanguin du père et son Rhésus ?

Pediatria — **Pédiatrie**

Qual é a idade da criança?	Quel âge a l'enfant ?
Qual é o peso corporal da criança?	Quel est le poids de l'enfant ?
Qual é a sua impressão sobre a criança?	Quelle est votre impression de l'enfant ?
Quanto desta substância foi consumida?	À quelle dose avez-vous pris cette substance ?
O comportamento da criança mudou?	Le comportement de l'enfant a-t-il changé ?
Que substância foi tirada?	Quelle substance a été prise ?
Quando foi que a substância foi tirada?	Quand la substance a-t-elle été prise ?
Que sintomas existem?	Avez-vous actuellement des symptômes ?
Qual foi o peso do corpo no nascimento?	Quel était le poids de l'enfant à la naissance ?
Qual era a altura da criança ao nascer?	Quelle était la taille de l'enfant à la naissance ?
Que doenças infantis você teve?	Quelles maladies l'enfant a-t-il eu?

Quais são as vacinas que a criança levou?	Quels vaccins l'enfant at-il reçu ?
Existem quaisquer doenças crónicas?	Y a-t-il des maladies chroniques ?
Como é que a criança se sente?	Comment se sent l'enfant ?
Desde quando existem esses sintomas?	Depuis quand a t-il ces symptômes?
Com que regularidade ocorrem vómitos e diarreia durante o dia?	L'enfant a t-il souvent des vomissements et la diarrhée au cours de la journée ?
Como é o desenvolvimento dos sintomas?	Comment se sont développé ses symptômes ?
Como é que o vómito se parece?	Quelle est la texture des régurgitations ?
Como é que a diarreia se parece?	Quelle est la texture de la diarrhée?
Quanto líquido bebia a criança?	Quelle quantité de liquide l'enfant boit-il au cours de la journée ?
Como é o desenvolvimento do peso corporal desde o início dos sintomas?	Avez-vous remarquer une changement du poids de l'enfant depuis le début des symptômes ?
Existem outros sintomas?	Y a t-il d'autres symptômes ?
Existe febre?	Y a t-il de la fièvre ?
Existem quaisquer alergias alimentares conhecidas?	Y a t-il des allergies alimentaires connues ?
Foram ingeridos antibióticos antes dos sintomas?	Des antibiotiques ont-ils été pris avant l'apparition des symptômes?
Como foi o vómito?	Comment était le vomi ?
Quanto foi vomitado?	Quelle quantité a été vomi ?
Quantas vezes foi vomitado?	Combien de fois a t-il vomi ?

O que foi que a criança comeu e bebeu?	Qu'est-ce que l'enfant mange et boit ?
A criança vomitou?	Est-ce que l'enfant a vomi ?
Quando é que a criança vomitou?	Quand l'enfant a t'il vomit ?
Como é que a criança come?	Qu'est ce que l'enfant a mangé ?
Quanto é que a criança bebeu?	Quelle quantité de liquide l'enfant a t'il bu ?
Com que regularidade a diarreia ocorreu?	À quelle fréquence la diarrhée se produit ?
Houve alguma mudança nos sintomas?	Y a t-il eu des changements dans les symptômes ?
A criança come?	Est-ce que l'enfant mange ?
A criança ainda bebe?	Est-ce que l'enfant boit encore ?
Quão elevada é a febre?	À combien monte la fièvre ?
Quando é que a febre começou?	Quand a débuté la fièvre ?
Quando é que a febre parou?	Quand la fièvre s'est elle arrêtée ?
A criança tem dor?	L'enfant a t-il des douleurs ?
A criança tem alguma alergia?	Est-ce que l'enfant a des allergies?
Existe algum medicamento tomado regularmente?	Prend-il régulièrement des médicaments ?
A medicação já foi administrada?	A t-il déjà pris des médicaments ?
Os sintomas já ocorreram no passado?	Les symptômes se sont-ils déjà produits par le passé ?
Existem outras pessoas doentes no ambiente social?	Y a t-il d'autres malades dans l'entourage ?
A criança esteve no estrangeiro recentemente?	L'enfant a t-il récemment été à l'étranger ?
São os irmãos atualmente saudáveis?	Les frères et sœurs sont-ils en bonne santé ?

Ortopedia	Orthopédie
Você obtém tratamento de que médicos?	Qui sont vos médecins traitants ?
Você tem alergias ou intolerâncias?	Avez-vous des allergies ou des intolérances ?
Você toma medicamentos para diluir o sangue?	Prenez-vous des anticoagulants ?
Você tem um distúrbio de sangramento?	Avez-vous des problèmes sanguins?
Você já teve uma úlcera no estômago?	Avez-vous déjà eu un ulcère à l'estomac ?
Você tem outras doenças?	Avez-vous d'autres maladies ?
Esta doença já foi tratada?	Est-ce que cette maladie a déjà été traitée ?
Você já foi operado?	Avez-vous déjà été opérée ?
Você tem implantes no corpo?	Avez-vous des implants dans le corps ?
Você tem qualquer metal no corpo?	Avez-vous des prothèses métalliques dans le corps ?
Você faz exercício?	Pratiquez-vous une activité physique régulière ?
Você já deslocou a articulação?	Avez-vous déjà eu une rupture des tendons ?
Você já quebrou algum osso?	Avez-vous déjà une fracture des os?
As suas articulações doem quando está frio?	Vos articulations sont-elles douloureuses quand il fait froid ?
Quando é que a articulação dói?	Quand avez-vous mal au tendons?
Você tem rigidez matinal nas pernas?	Avez-vous une raideur matinale dans les jambes ?

Você tem tremor nas suas mãos?	Avez-vous des tremblements dans les mains ?
Você tem uma doença muscular?	Avez-vous une maladie musculaire?
Você tem uma doença óssea?	Avez-vous une maladie osseuse ?

Psiquiatria e Medicina Psicossomática
Psychiatrie et médecine psychosomatique

Como é que você chegou até nós?	Qui vous a référé vers nous ?
Qual é o seu principal problema?	Pour quelle raison principalement?
Qual foi o gatilho?	Quel a été le déclencheur ?
Quando é que começou?	Quand est-ce que cela a commencé?
Você está assustado?	Avez-vous peur ?
Você já pensou em se magoar?	Avez-vous pensé à vous faire du mal ?
Você já se sentiu deprimido / teve sentimentos de melancolia / teve sentimentos de desesperança com frequência?	Avez-vous souvent été déprimé / mélancolique / désespéré ?
Você teve pouco interesse / prazer em atividades?	Avez-vous ressenti un manque d'intérêt / de plaisir lors de la pratique d'activités que vous aimez habituellement ?
Você tem uma doença mental?	Avez-vous une maladie mentale ?
Que doença é que você tem?	Quelle maladie avez-vous ?
Você já recebeu tratamento psiquiátrico?	Avez-vous déjà reçu un traitement psychiatrique ?
Você vive em uma parceria?	Vivez-vous en couple ?
Onde você mora?	Où habitez-vous ?

Você tem dívida monetária?	Êtes-vous endetté ?
Você já tentou se matar?	Avez-vous déjà essayé de vous suicider ?
Você pretende ferir a si próprio ou outros?	Avez-vous déjà envisagé de faire du mal à vous-même ou à d'autres personnes ?
Por que motivo você tentou se matar?	Pourquoi avez-vous tenté de vous suicider ?
Você tem metal no seu corpo?	Avez-vous des métaux dans votre corps ?
Você tem alguma alergia?	Avez-vous des allergies ?
Você tem outras condições médicas?	Avez-vous d'autres problèmes de santé ?
Existem quaisquer doenças psiquiátricas na sua família?	Y a-t-il des maladies psychiatriques dans votre famille ?
Você tem apetite?	Avez-vous de l'appétit ?
Você tem problemas para dormir?	Avez-vous des troubles du sommeil?
Você tem alterações de humor durante todo o dia?	Avez-vous des sautes d'humeur tout au long de la journée ?
Você sofre de um distúrbio sexual?	Souffrez-vous d'un trouble sexuel?
Como é que o seu peso mudou recentemente?	Votre poids a t-il changé récemment ?
Você fuma?	Fumez-vous ?
Você bebe álcool?	Buvez-vous de l'alcool ?
Quanto?	Quelle quantité ?
Quais são os medicamentos que você toma?	Quels médicaments prenez-vous ?
Qual é a dosagem?	À quelle dose ?

Que tipo de pessoa você é?	Quel genre de personne êtes-vous ?
Como você descreveria a si mesmo?	Comment vous décririez-vous ?
Você chora regularmente?	Pleurez-vous régulièrement ?
Os seus interesses sociais mudaram?	Comment votre vie sociale a t-elle évoluée ?
Você tem dificuldade para se concentrar em conversas?	Avez-vous des difficultés à vous concentrer durant les conversations?
Você sente-se perseguido?	Vous sentez-vous persécuté ?
Você ouve vozes que outros não ouvem?	Entendez-vous des voix que les autres n'entendent pas ?
Você tem medo de espaços apertados?	Avez-vous peur des espaces restreints ?

Neurologia **Neurologie**

Você tem alguma doença neurológica?	Avez-vous une maladie neurologique ?
São conhecidos na sua família distúrbios neurológicos?	Y a-t-il dans votre famille des troubles neurologiques connus ?
Quando é que os sintomas começaram?	Quand les symptômes ont-ils commencé ?
Os sintomas começaram de forma aguda, furtiva, durante o esforço ou em repouso?	Est-ce que les douleurs sont aiguës, diffuses, pendant un effort ou au repos ?
Os sintomas estão a aumentar?	Est-ce que les symptômes augmentent ?
Os sintomas estão a diminuir?	Est-ce que les symptômes diminuent ?
Os sintomas são irregulares?	Les symptômes sont-ils irréguliers?
Você tem vertigens?	Avez-vous des vertiges ?

Como são as vertigens?	Pouvez-vous décrire vos vertiges ?
Os sintomas ocorrem durante o exercício, movimento ou espontaneamente?	Les symptômes se produisent-ils au cours d'un exercice physique, lorsque vous bougez ou sans raison apparente ?
Você tem uma doença mental?	Avez-vous une maladie mentale ?
Você tem condições médicas internas?	Avez-vous des problèmes de santé internes ?
Esta condição médica foi tratada anteriormente?	Ce probleme de santé a t-il été traité par le passé ?
Como é que a convulsão se parece?	À quoi ressemle la crise ?
Ambos os lados do corpo são afetados?	Les deux côtés du corps sont-ils affectés ?
Houve um golpe na cabeça?	Avez-vous reçu un coup à la tête ?
Os olhos voltam-se?	Est que les yeux se retournent ?
Quanto tempo durou a convulsão?	Combien de temps durent la crise?
Com que regularidade houve convulsões?	À quelle fréquence apparaissent les crises ?
Existe febre?	Avez-vous de la fièvre ?
Houve vómito?	Avez-vous vomis ?
Existe sensibilidade à luz?	Êtes-vous sensible à la lumière ?
Qual é a sua impressão geral da criança?	Quelle impression générale avez-vous de l' enfant ?
Os sintomas ocorreram anteriormente?	Les symptômes se sont-ils produits par le passé ?
O que você pensou quando viu a criança com estes sintomas?	Qu'avez-vous pensé quand vous avez vu l'enfant présenter ces symptômes ?

Existem outras doenças ou sintomas?	Y a t-il d'autres maladies ou symptômes ?
Alguma medicação é tomada regularmente?	Des médicaments sont-ils pris régulièrement ?
Medicação já está a ser administrada?	Un médicament a t-il déjà été administré ?
Outros membros da família têm convulsões?	Est-ce que d'autres membres de la famille ont également des crises ?
Você tem um certificado de vacinação?	Avez-vous un certificat de vaccination ?
Você tem um boletim de saúde?	Avez-vous un carnet de santé ?
Você perdeu a sensação nesta área?	Avez vous perdu la sensation à cet endroit ?
Você tem problemas de visão?	Avez-vous des problèmes de vision?
Você tem distúrbios sensoriais?	Avez-vous des troubles sensoriels?
Está a ter dificuldades em andar?	Avez-vous des difficultés à marcher?
Por favor, pressione contra a minha mão.	Veuillez appuyez contre ma main.
Você tem problemas com o sabor?	Avez-vous des problèmes au niveau du goût ?
Você tem problemas com a audição?	Avez-vous des problèmes d'audition ?
Você tem problemas em manter o seu equilíbrio?	Avez-vous des problèmes à garder l'équilibre ?
Você tem problemas com a sua memória?	Avez-vous des problèmes de mémoire ?

História da dor	Histoire de la douleur
Você tem dor?	Avez-vous des douleurs ?
Você é afetado pela dor na vida quotidiana?	Les douleurs sont-elles quotidiennes ?
Com que regularidade você tem dor?	À quelle fréquence avez-vous des douleurs ?
Quão forte é a sua dor em uma escala de zero a dez, se zero significa sem dor?	À combien évaluerez vous l'intensité de votre douleur sur une échelle de zéro à dix, zéro signifiant aucune douleur ?
A dor é dependente da hora do dia?	La douleur dépend t'elle du moment de la journée ou du climat?
Como é que a dor foi desencadeada?	Qu'est-ce qui a déclenché la douleur ?
Desde quando?	Quand la douleur est-elle apparu ?
Quão forte?	À quel point la douleur est-elle forte ?
Como é que a dor se parece?	Pouvez-vous décrire la douleur que vous ressentez ?
A dor é constante ou curta?	La douleur est-elle constante ou brève ?
A dor alterou-se ou mudou recentemente?	La douleur s'est-elle déplacée ou a t'elle changé récemment ?
A dor irradia para outras áreas do corpo?	La douleur irradie-t-elle dans d'autres zones du corps ?
Houve um trauma ou um impacto violento?	Avez-vous subi un traumatisme ou un choc violent ?
Você já foi operado?	Avez-vous déjà été opéré ?
Você tem febre?	Avez-vous de la fièvre ?

Você tem vómitos ou náuseas?	Avez-vous des vomissements ou des nausées ?
Você tosse?	Toussez-vous ?
Você tem alterações na pele?	Avez-vous des changements sur la peau ?
Quando é que você comeu?	Quand avez-vous mangé pour la dernière fois ?
Quanto é que você comeu?	Quelle quantité avez-vous mangé?
O que é que você comeu?	Qu'avez-vous mangé ?
Quando foi o seu último movimento do intestino?	Quand avez-vous digéré pour la dernière fois ?
Você já teve diarreia?	Avez-vous eu la diarrhée ?
Como eram a cor e o cheiro?	Comment étaient la couleur et l'odeur de vos selles ?
Quando é que você urinou pela última vez?	Quand avez-vous uriné pour la dernière fois ?
Doeu quando você urinou?	Avez-vous des douleurs quand vous urinez ?
Qual é a cor e cheiro da urina?	Quelles sont la couleur et l'odeur de l'urine ?
Atualmente, você tem o seu período menstrual?	Avez-vous actuellement vos règles?
Você tem alergias ou intolerâncias?	Avez-vous des allergies ou des intolérances ?
Você tem outras doenças?	Avez-vous d'autres maladies ?
Você está a tomar alguma medicação?	Prenez-vous des médicaments ?
Medicação foi administrada hoje?	Avez-vous pris des médicaments aujourd'hui ?
Você tem dor nesta área do seu corpo?	Avez-vous des douleurs dans cette zone du corps ?

História Social	Histoire sociale
Qual é o o seu nome?	Quel est votre nom ?
Quantos anos você tem?	Quel âge avez-vous ?
Qual é o seu sexo?	Quel est votre sexe ?
Qual é o seu estado civil?	Quel est votre état civil ?
Com quem você vive junto?	Avec qui vivez-vous ?
Qual é o seu nível mais elevado de escolaridade?	Quel est votre plus haut niveau d'étude ?
Qual é a sua profissão aprendida?	Quelle est votre profession ?
O que é que você faz profissionalmente?	Que faites-vous dans la vie ?
Onde é que você trabalha?	Où travaillez-vous ?
Quantas horas é que você trabalha por semana?	Combien d'heures travaillez-vous par semaine ?
Desde quando é que você não pode trabalhar?	Depuis quand ne pouvez-vous plus travailler ?
Por que motivo você não pode trabalhar?	Pourquoi ne pouvez-vous pas travailler ?
Você está aposentado?	Êtes-vous à la retraite ?
Você tem dinheiro suficiente?	Avez-vous assez d'argent pour vivre?
Você está atualmente doente?	Êtes-vous actuellement malade ?
Você pratica desporto?	Pratiquez-vous une activité physique régulière ?
Que desporto você está a praticar?	Quel sport pratiquez-vous ?
Quais são os seus passatempos?	Quels sont vos loisirs ?

Exame físico	Examen clinique
Entre.	Entrez.
Quero examinar você.	Je veux vous examiner.
Vou dar-lhe uma agulha intravenosa.	Je vais vous faire une injection intraveineuse.
Por favor, deite-se.	Allongez-vous s'il vous plaît.
Por favor, levante-se.	Levez-vous.
Por favor, abra a sua boca.	Ouvrez la bouche s'il vous plaît.
Por favor, dispa-se.	Déshabillez-vous s'il vous plaît.
Relaxe.	Détendez-vous.
Respire profundamente.	Respirez profondément.
Por favor, segure a sua respiração.	Retenez votre souffle s'il vous plaît.
Tussa fortemente.	Toussez fort.
Por favor, faça o seguinte movimento.	Faites ce mouvement s'il vous plaît.
Por favor, olhe para o meu dedo.	Suivez mon doigt s'il vous plaît.
Por favor, mostre-me a parte do seu corpo.	Montrez-moi où vous avez mal.
Por favor, feche os seus olhos.	Fermez les yeux s'il vous plaît.
Eu quero tomar o pulso.	Je vais prendre votre pouls.
Eu quero medir a pressão arterial.	Je vais mesurer votre pression artérielle.
Eu quero medir a temperatura.	Je vais prendre votre température.
Estenda a sua língua.	Tirez la langue.
Empurre contra a minha mão.	Poussez contre ma main.

| Pressione a minha mão. | Appuyez sur ma main. |
| Boa noite. | Bonne nuit. |

Portugués	*Español*
Emergências	**Emergencias**
Ajuda	Ayuda
Você precisa de ajuda?	¿Necesita ayuda?
Existe um risco para os ajudantes?	¿Existe algún riesgo para los ayudantes?
Obter ajuda.	Consiga ayuda.
Chame um médico.	Llame a un médico.
Chame a polícia.	Llame a la policía.
Chame os bombeiros.	Llame a los bomberos.
Onde é o próximo hospital?	¿Dónde está el hospital más cercano?
Existe uma emergência?	¿Hay una emergencia?
O que aconteceu?	¿Qué pasó?
Onde é que isso aconteceu?	¿Dónde ocurrió?
Quando é que isso aconteceu?	¿Cuándo sucedió?
Qual foi o gatilho?	¿Cuál fue el detonante?
Há alguma informação médica importante sobre a pessoa afetada?	¿Hay alguna información médica importante acerca de la persona afectada?
Quais são os sintomas?	¿Cuáles son los síntomas?
Existe dor no peito?	¿Hay dolor en el pecho?
Quantas pessoas estão feridas?	¿Cuántas personas están heridas?
A pessoa tem alergias?	¿Tiene alergias la persona afectada?

A pessoa afetada está a tomar medicação para diluir o sangue?	¿Está tomando la persona afectada medicación anticoagulante?
A pessoa afetada está a tomar medicação?	¿Está tomando medicación la persona afectada?
Existe medicação de emergência?	¿Hay medicamentos de emergencia?
Foram tomadas drogas ilegais?	¿Se tomaron drogas ilegales?
A pessoa foi operada recentemente?	¿La persona fue operada recientemente?
Quando é que a pessoa comeu pela última vez?	¿Cuándo comió la persona por última vez?
O que foi comido?	¿Qué comió?
Como chegou ao evento?	¿Cómo se llegó a la situación en cuestión?
O que aconteceu imediatamente antes?	¿Qué sucedió inmediatamente antes?
A pessoa afetada tem alguma doença?	¿Tiene alguna enfermedad la persona afectada?
A pessoa afetada é diabética?	¿La persona afectada es diabética?
A pessoa afetada tem uma doença metabólica?	¿La persona afectada tiene alguna enfermedad metabólica?
A pessoa afetada tem uma doença cardíaca?	¿La persona afectada tiene alguna enfermedad del corazón?
Qual foi o gatilho?	¿Cuál fue el detonante?
A pessoa tem fatores de risco médico?	¿Tiene la persona factores de riesgo médico?

Declarações Úteis	Declaraciones útiles
Olá	Hola
O meu nome é	Me llamo
Qual é o seu nome?	¿Cuál es tu nombre?
Não tenha medo.	No tenga miedo.
Eu quero ajudar-lhe.	Quiero ayudarle.
Entre.	Adelante.
Por favor, fale lentamente.	Por favor, hable despacio.
Repita, por favor.	Por favor, repita eso.
Eu não compreendo isso.	No entiendo eso.
Sim	Sí
Não	No
Possivelmente	Quizás
Eu não sei.	No lo sé.
Obrigado	Gracias
Adeus	Adiós
Amanhã	Mañana
Hoje	Hoy
Ontem	Ayer
Eu preciso de ajuda.	Necesito ayuda.
Eu preciso de um médico.	Necesito un médico.
Você concorda?	¿Está de acuerdo?
Emergência	Emergencia

Acidente	Accidente
Fogo	Fuego
Sem problemas	No hay problema
Eu estou doente.	Estoy enfermo.
Eu sou saudável.	Estoy sano.
Eu preciso	Necesito
Eu gostaria	Me gustaría
Você tem que	Tiene que
Você tem perguntas?	¿Tiene preguntas?
Eu tenho um problema.	Tengo un problema.
Eu tenho dor.	Tengo dolor.
Eu preciso de medicação.	Necesito medicación.
Onde é o próximo hospital?	¿Dónde está el hospital más cercano?
Eu volto já.	Vuelvo enseguida.
Relaxar.	Relájese.
Aqui	Aquí
Lá	Ahí
polícia	Policía
Zero	Cero
Um	Uno
Dois	Dos
Três	Tres
Quatro	Cuatro

Cinco	Cinco
Seis	Seis
Sete	Siete
Oito	Ocho
Nove	Nueve
Dez	Diez
segundos	Segundos
minutos	Minutos
horas	Horas
dias	Días
semanas	Semanas
meses	Meses
anos	Años
pessoas	Gente

Enfermagem	Enfermería
Olá, eu serei o seu enfermeiro e o meu nome é	Hola, soy su enfermera/o y me llamo
Qual é o seu nome?	¿Cómo se llama?
Quantos anos você tem?	¿Cuántos años tiene?
Que línguas você fala?	¿Qué idiomas habla?
Você fala o meu idioma?	¿Habla mi idioma?
Por favor, sente-se.	Siéntese, por favor.
Por favor, levante-se.	Póngase de pie, por favor.
respirar	Aspire

exalar	Exhale
Eu quero ajudar-lhe.	Quiero ayudarle.
Como você está?	¿Cómo está?
Por que motivo você está aqui?	¿Por qué está aquí?
Quão forte é a sua dor em uma escala de zero a dez, se zero significa sem dor?	¿Cómo de intenso es su dolor en una escala del cero al diez, correspondiendo cero a la ausencia de dolor?
Você precisa de ajuda?	¿Necesita ayuda?
Você precisa de ajuda com a alimentação?	¿Necesita ayuda para comer?
Você precisa de ajuda com a higiene pessoal?	¿Necesita ayuda con la higiene personal?
Você precisa de ajuda, se você precisar de usar a casa de banho?	¿Necesita ayuda para utilizar el inodoro?
Precisa de ajuda para se vestir?	¿Necesita ayuda para vestirse?
Você pode andar?	¿Puede caminar?
Você tem alguma alergia a medicamentos?	¿Tiene alguna alergia a medicamentos?
Quais as doenças que você tem?	¿Qué enfermedades tiene?
Você tem dor?	¿Tiene dolor?
Você precisa de analgésicos?	¿Necesita analgésicos?
Você precisa de comprimidos para dormir?	¿Necesita pastillas para dormir?
Está com fome?	¿Tiene hambre?
Onde dói?	¿Dónde le duele?
A dor tornou-se mais forte?	¿El dolor se volvió más fuerte?

Desde quando é que você tem estes sintomas?	¿Desde cuándo tiene estos síntomas?
Você está grávida?	¿Está embarazada?
Você tem náuseas?	¿Tiene náuseas?
Você está a tomar alguma medicação?	¿Está tomando alguna medicación?
Você precisa de medicação?	¿Necesita medicación?
Você esteve anteriormente no hospital?	¿Ha estado anteriormente en el hospital?
Você já esteve na sanita?	¿Ha ido al inodoro?
Você gostaria de ir à casa de banho?	¿Le gustaría ir al baño?
Eu quero lavar-lhe.	Permítame lavarlo.
Eu quero mover-lhe.	Quiero moverle.
Eu quero tomar o pulso.	Quiero tomarle el pulso.
Eu quero medir a pressão arterial.	Quiero medirle la presión arterial.
Eu quero medir a temperatura.	Quiero medirle la temperatura.
Eu quero ver o curativo.	Quiero ver el vendaje.
Vamos ver você regularmente.	Vamos a verlo regularmente.
Por favor, tome estes medicamentos.	Por favor, tome estos medicamentos.
Pressione o botão se você precisar de ajuda.	Pulse el botón si necesita ayuda.
Peça ajuda antes de se levantar.	Llame para pedir ayuda antes de levantarse.
Vou dar-lhe uma injeção.	Le voy a poner una inyección.
Precisa de algo mais?	¿Necesita algo más?

Boa noite	Buenas noches
Desejo-lhe boa sorte.	Le deseo buena suerte.

História Médica Geral — Historia médica general

Olá, eu sou o seu médico e meu nome é	Hola, soy el médico y mi nombre es
Qual é a sua profissão?	¿En qué trabaja?
Onde é que você trabalha?	¿Dónde trabaja?
Por que razão você veio até nós?	¿Por qué acudió a nosotros?
Quais são os seus sintomas?	¿Cuáles son sus síntomas?
Desde quando é que você tem esses sintomas?	¿Desde cuándo tiene estos síntomas?
Qual é o seu nome?	¿Cuál es su nombre?
Quantos anos você tem?	¿Cuántos años tiene?
Qual é a sua altura e qual é o seu peso corporal?	¿Cuánto mide y cuál es su peso corporal?
Você está ferido?	¿Está herido?
Você está doente?	¿Está enfermo?
Você já foi operado?	¿Le han operado alguna vez?
Você tem alergias?	¿Tiene alergias?
Você tem náuseas ou quer vomitar?	¿Tiene náuseas o vómitos?
Você tem outras doenças?	¿Tiene otras enfermedades?
Você tem dor?	¿Tiene dolor?
Você está a tomar alguma medicação?	¿Está tomando alguna medicación?
Você esteve no estrangeiro nos últimos seis meses?	¿Ha estado en el extranjero en los últimos seis meses?

Quais são as vacinas que você tem?	¿Qué vacunas tiene?
Como é que as suas fezes se parecem?	¿Qué aspecto tienen sus heces?
O que você comeu nos últimos dias?	¿Qué ha comido en los últimos días?
Você tem febre?	¿Tiene fiebre?
Você perdeu, de forma não intencional, peso nos últimos seis meses?	¿Ha perdido peso involuntariamente en los últimos seis meses?
Você transpira tanto que tem de mudar de roupa durante as noites?	¿Suda tanto por la noche que tiene que cambiarse de ropa?
Existem quaisquer doenças na sua família próxima?	¿Hay alguna enfermedad en su familia cercana?
Existem doenças genéticas na sua família?	¿Hay enfermedades genéticas en su familia?
Você fuma?	¿Fuma?
Você bebe álcool?	¿Bebe alcohol?
Você está sexualmente ativo?	¿Es sexualmente activo/a?
Você está grávida?	¿Está embarazada?
Você toma drogas?	¿Toma medicamentos?
Você tem um vício?	¿Tiene alguna adicción?
Você pratica desporto?	¿Hace deporte?
Você tem parentes que podem ajudá-lo?	¿Tiene familiares que le puedan ayudar?
Você tem alguma deficiência?	¿Tiene alguna discapacidad?
Qual é o seu número de telefone?	¿Cuál es su número de teléfono?

Qual é o médico que lhe mandou aqui?	¿Qué médico le envió aquí?
Quem é o seu médico de família?	¿Quién es su médico de familia?
Existem quaisquer doenças no seu ambiente?	¿Hay alguna enfermedad en su entorno?
Você tem contacto com animais?	¿Tiene contacto con animales?
Você trabalha com alimentos?	¿Trabaja usted con alimentos?
Quais são os seus passatempos?	¿Cuáles son sus aficiones?
Você tem contacto com substâncias tóxicas?	¿Tiene contacto con sustancias tóxicas?
Você tomou quaisquer medicamentos antes do início dos sintomas?	¿Ha tomado medicamentos antes del inicio de los síntomas?
Você viajou recentemente?	¿Ha viajado recientemente?
Para onde é que você viajou?	¿A dónde viajó?
Por quanto tempo você viajou?	¿Cuánto tiempo estuvo de viaje?
Quando é que você viajou?	¿Cuándo viajó?
O que é que você fez na sua viagem?	¿Qué hizo usted en su viaje?
Você teve contacto com a população local?	¿Ha tenido contacto con la población local?
Você está a sofrer de tuberculose?	¿Está sufriendo de tuberculosis?
Você tem HIV ou AIDS?	¿Tiene VIH o SIDA?
Se você tem hepatite?	¿Tiene usted hepatitis?
Você tem contacto com os imigrantes?	¿Tiene contacto con los inmigrantes?
Você é homossexual?	¿Es usted homosexual?

Medicina Interna

Medicina Interna

Quais são os sintomas atuais?

¿Cuáles son sus síntomas actuales?

Por favor, descreva os seus sintomas.

Por favor, describa sus síntomas.

Quando é que os sintomas começaram?

¿Cuándo comenzaron los síntomas?

Como foi o curso dos sintomas?

¿Cúal fue el curso de los síntomas?

Qual foi a intensidade dos sintomas?

¿Cuál fue la intensidad de los síntomas?

Houve um gatilho para os sintomas?

¿Hubo un desencadenante de los síntomas?

Como é a sua respiração?

¿Cómo es su respiración?

Quando foi feito o diagnóstico?

¿Cuándo se le hizo el diagnóstico?

Como foi a evolução da doença até agora?

¿Cómo fue la evolución de la enfermedad hasta ahora?

Qual foi a frequência de ataques anteriores?

¿Cuál fue la frecuencia de los ataques anteriores?

Houve um agravamento da doença?

¿Ha habido un empeoramiento de la enfermedad?

Foi efetuado um teste?

¿Se realizó una prueba?

Há algum tipo de alergia?

¿Hay algún tipo de alergia?

Quais são os sintomas da alergia?

¿Cuáles son los síntomas de alergia?

Quantas vezes você tem sintomas de alergia?

¿Con qué frecuencia tiene síntomas de alergia?

A alergia já foi examinada por um médico?

¿Ha sido ya la alergia examinada por un médico?

Os medicamentos foram administrados?

¿Se han administrado medicamentos?

Você tem um inalador?	¿Tiene un inhalador?
Você toma medicação de forma regular?	¿Toma medicación regularmente?
Esses sintomas já ocorreram no passado?	¿Se produjeron estos síntomas ya en el pasado?
Existe um boletim de saúde?	¿Hay un historial médico?
Você tem um certificado de vacinação?	¿Tiene un certificado de vacunación?
Você está assustado?	¿Tiene miedo?
Desde quando existe febre?	¿Desde cuándo hay fiebre?
Quão elevada é a febre?	¿Cómo de alta es la fiebre?
Você está sonolento?	¿Tiene sueño?
Tem a atenção prejudicada?	¿Se ha deteriorado su capacidad de atención?
Como é o comportamento ao nível da bebida?	¿Cómo es el consumo de alcohol?
Quando foi a última vez em que urinou?	¿Cuándo fue la última vez que orinó?
Como era a cor e cheiro da urina?	¿Cómo eran el color y el olor de la orina?
Existe diarreia?	¿Hay diarrea?
Existe obstipação?	¿Tiene el estreñimiento?
Ocorreu perda de peso?	¿Se produjo pérdida de peso?
Qual era o peso antes da doença?	¿Cuál era su peso antes de la enfermedad?
Houve contacto com pessoas doentes?	¿Estuvo allí en contacto con personas enfermas?
Você já teve esses sintomas anteriormente?	¿Ha tenido estos síntomas antes?

Há pessoas doentes na família?	¿Hay gente enferma en la familia?
Você tem azia?	¿Tiene ardor de estómago?
Você tem dor abdominal?	¿Tiene dolor abdominal?
Você tem diarreia?	¿Tiene diarrea?
Como é a sua nutrição?	¿Cómo es su nutrición?
Você tem quaisquer outras condições médicas?	¿Tiene algún otro problema médico?
Você toma antibióticos?	¿Toma antibióticos?
Você notou mudanças físicas durante a ingestão de certos alimentos?	¿Nota usted cambios físicos durante la ingestión de ciertos alimentos?
Como é o desenvolvimento dos sintomas?	¿Cómo es el desarrollo de los síntomas?
Você tem dor?	¿Siente dolor?
Você tem febre?	¿Tiene fiebre?
Você sente-se fraco?	¿Se siente débil?
Você tem náuseas?	¿Tiene náuseas?
Você vomitou?	¿Ha vomitado?
Existe descoloração das fezes ou da urina?	¿Hay decoloración de las heces o la orina?
O seu peso mudou nos últimos tempos?	¿Ha cambiado su peso en los últimos tiempos?
Quais as doenças que você teve no passado?	¿Qué enfermedades ha tenido en el pasado?
Você toma drogas ilegais?	¿Toma drogas ilegales?
Você esteve em outros países ultimamente?	¿Ha estado en otros países últimamente?
Você bebe álcool?	¿Bebe alcohol?

Você está a tomar alguma medicação?

¿Está tomando alguna medicación?

Você já recebeu transfusões de sangue?

¿Alguna vez ha recibido transfusiones de sangre?

A sua cor de pele mudou?

¿Ha cambiado su color de piel?

Você bebe café?

¿Bebe café?

Você toma laxantes?

¿Toma laxantes?

Você come de forma saudável?

¿Come sano?

Por favor, mostre-me a parte do corpo.

Por favor, muéstreme la parte del cuerpo.

Existem quaisquer problemas ou anormalidades no rim ou nos órgãos urinários?

¿Hay algún problema o anormalidades en el riñón o en los órganos urinarios?

Cirurgia

Cirugía

Temos de operar.

Tenemos que operar.

Não tenha medo.

No tenga miedo.

Você recebeu tratamento médico ultimamente?

¿Ha recibido tratamiento médico últimamente?

Você está a tomar alguma medicação?

¿Está tomando alguna medicación?

Você tem um distúrbio de sangramento?

¿Tiene algún trastorno de la coagulación?

Você tem alguma alergia?

¿Tiene alguna alergia?

Você tem alguma doença infeciosa?

¿Tiene alguna enfermedad infecciosa?

Você tem uma doença cardiovascular ou circulatória?

¿Tiene alguna enfermedad cardiaca o circulatoria?

Você tem uma doença no trato respiratório ou nos pulmões?

¿Tiene alguna enfermedad de las vías respiratorias o de los pulmones?

Você tem uma doença no sistema digestivo?	¿Tiene alguna enfermedad del sistema digestivo?
Você tem uma doença metabólica?	¿Tiene algún trastorno metabólico?
Você tem um distúrbio do sistema nervoso?	¿Tiene algún trastorno del sistema nervioso?
Você tem um glaucoma?	¿Tiene glaucoma?
Você tem outras doenças?	¿Tiene alguna otra enfermedad?
Você já teve um tumor?	¿Alguna vez ha tenido un tumor?
Você já teve alguma doença ocular?	¿Ha tenido alguna enfermedad de los ojos?
A sua tireoide está doente?	¿Está enferma su tiroides?
Você já foi operado anteriormente?	¿Ha sido operado antes?
Existe algum implante no corpo?	¿Lleva algún implante en el cuerpo?
Você tem dentes falsos?	¿Tiene dentadura postiza?
Você já teve uma oclusão vascular?	¿Alguna vez ha tenido una oclusión vascular?
Você já teve dificuldades na cicatrização de feridas?	¿Ha tenido problemas de cicatrización de heridas?
Você poderá estar grávida?	¿Podría estar embarazada?
Você já foi vacinado contra o tétano?	¿Le han vacunado contra el tétanos?

Anestesiologia

Quantos anos você tem?

Qual é a sua altura?

Qual é o seu peso corporal?

Você é um homem ou uma mulher?

O que é que você faz profissionalmente?

Você teve uma infeção nas últimas quatro semanas?

Se sim, qual?

Você já teve uma doença infeciosa, como HIV ou tuberculose?

Você recebeu tratamento médico ultimamente?

Você está a tomar medicação regularmente?

Você já foi operado?

Você já recebeu uma anestesia geral, anestesia regional ou anestesia local?

Já existiram problemas relacionados com anestesia na família próxima?

Você ou seus parentes têm predisposição para febre alta durante ou após a anestesia?

Anestesiología

¿Cuántos años tiene?

¿Cuánto mide?

¿Cuál es su peso corporal?

¿Es hombre o mujer?

¿En qué trabaja?

¿Ha tenido usted una infección en las últimas cuatro semanas?

En caso afirmativo, ¿cuál?

¿Ha tenido alguna enfermedad infecciosa como el VIH o la tuberculosis?

¿Ha recibido tratamiento médico últimamente?

¿Está tomando medicamentos regularmente?

¿Alguna vez ha sido operado?

¿Alguna vez ha recibido anestesia general, anestesia regional o local?

¿Ha habido problemas relacionados con la anestesia en la familia cercana?

¿Tiene usted o su familia predisposición a la fiebre alta durante o después de la anestesia?

Existe uma tendência de náuseas ou vómitos?

¿Existe una tendencia a las náuseas o vómitos?

Você já recebeu uma transferência de sangue ou de componentes de sangue?

¿Alguna vez ha recibido una transfusión de sangre o de sus componentes?

Existe alguma alergia, como a febre do feno ou asma alérgica ou intolerância de certas substâncias?

¿Hay una alergia como fiebre del heno, asma alérgica o intolerancia de ciertas sustancias?

Ocorre falta de ar durante o exercício físico?

¿Sufre de disnea durante el ejercicio físico?

Existe alguma doença respiratória ou de pulmão?

¿Padece alguna enfermedad respiratoria o pulmonar?

Existe ronco noturno pesado, apneia do sono ou paralisia das cordas vocais ou paralisia diafragmática?

¿Sufre de ronquido nocturno intenso, apnea del sueño o parálisis de las cuerdas vocales o parálisis diafragmática?

Você sofre de uma doença vascular?

¿Sufre de alguna enfermedad vascular?

Você já teve uma oclusão vascular por coágulos de sangue?

¿Alguna vez tuvo una oclusión vascular por coágulos de sangre?

Você ou um membro da sua família têm uma maior tendência para sangrar?

¿Tiene usted o algún miembro de su familia una mayor tendencia a sangrar?

Você tem um distúrbio do sistema digestivo?

¿Tiene algún trastorno del sistema digestivo?

Você sofre de azia?

¿Usted sufre de ardor de estómago?

Existe uma doença do fígado, vesícula biliar ou das vias biliares?

¿Hay alguna enfermedad del hígado, la vesícula biliar o los conductos biliares?

Existe doença ou anormalidade no rim ou órgãos urinários?

¿Existe alguna enfermedad o anomalía en el riñón o en los órganos urinarios?

Você tem uma doença metabólica, como gota ou diabetes?	¿Tiene alguna enfermedad metabólica como la gota o la diabetes?
Existe um distúrbio da tireoide?	¿Tiene algún trastorno de la tiroides?
Existe uma doença do músculo, ou desordem esquelética?	¿Padece alguna enfermedad muscular o trastorno esquelético?
Existe um distúrbio do sistema nervoso?	¿Tiene algún trastorno del sistema nervioso?
Existe alguma doença ocular?	¿Padece alguna enfermedad ocular?
Existem outras doenças?	¿Padece otras enfermedades?
Há alguma condição especial dos dentes?	¿Tiene algún problema médico en los dientes?
Existem implantes no corpo?	¿Tiene implantes en el cuerpo?
Você usa tabaco regularmente?	¿Suele usted fumar?
Você bebe álcool regularmente?	¿Toma usted alcohol con regularidad?
Você toma algum tipo de droga?	¿Toma alguna droga ilegal?

Ginecologia e Obstetrícia — **Ginecología y obstetricia**

Temos de operar.	Tenemos que operar.
Não tenha medo.	No tenga miedo.
Nós não prejudicaremos o seu filho	Su hijo no sufrirá ningún daño
Precisamos de realizar uma cesariana.	Tenemos que realizar una cesárea.
Quem mandou-lhe até nós?	¿Quién le refirió a nosotros?
Quem é o seu ginecologista?	¿Quién es su ginecólogo?
Quem é o seu médico de família?	¿Quién es su médico de cabecera?

Qual é a razão para a sua visita?	¿Cuál es el motivo de su visita?
Você tem condições médicas pré-existentes?	¿Cuáles son sus dolencias médicas preexistentes?
Você já foi operado?	¿Le han operado alguna vez?
Você fuma?	¿Fuma?
Você bebe álcool regularmente?	¿Toma usted alcohol con regularidad?
Você tem alergias?	¿Tiene alergias?
Se sim, quais são as alergias?	Si es así, ¿qué alergias?
Quando foi a sua última triagem do cancro?	¿Cuándo le detectaron cáncer por última vez?
Qual é a sua altura?	¿Cuánto mide?
Qual é o seu peso corporal?	¿Cuánto pesa?
Quantas vezes você já engravidou?	¿Cuántos embarazos ha tenido?
A quantas crianças você já deu à luz?	¿Cuántos hijos ha tenido?
Houve quaisquer irregularidades no parto?	¿Hubo irregularidades en el parto?
Você está atualmente no seu período mentrual?	¿Se encuentra actualmente en su período de menstrual?
Quando ocorreu o seu primeiro período menstrual?	¿Cuándo se produjo su primer período menstrual?
Você tem dor antes ou durante o período menstrual?	¿Tiene dolor antes o durante el período menstrual?
Quando foi a última vez que você teve o seu período menstrual?	¿Cuándo fue la última vez que tuvo su período menstrual?
Quando foi que ocorreu a sua menopausa?	¿Cuándo se produjo su menopausia?

Você toma a pílula para controle de natalidade?	¿Toma medicamentos para el control de la natalidad?
Qual a medicação que você toma no momento?	¿Qué medicamentos toma en la actualidad?
Você toma quaisquer outras hormonas?	¿Toma alguna otra hormona?
Você já teve cancro de mama?	¿Ha tenido cáncer de mama?
Você já teve cancro de ovário?	¿Ha tenido cáncer de ovarios?
Você já teve cancro cervical?	¿Ha tenido cáncer de cuello de útero?
Você já teve cancro?	¿Ha tenido cáncer?
Você já teve outros cancros?	¿Ha tenido algún otro tipo de cáncer?
Quanto tempo durou a gravidez em semanas?	¿Cuánto duró el embarazo en semanas?
Você já teve um aborto espontâneo?	¿Alguna vez ha tenido un aborto espontáneo?
Qual era a posição fetal?	¿Cuál fue la posición del feto?
Qual foi a duração e evolução do nascimento?	¿Cuál fue la duración y el curso del embarazo?
Houve alguma dificuldade ou complicações no nascimento?	¿Hubo dificultades o complicaciones durante el parto?
Como é que o líquido amniótico se parecia?	¿En qué condiciones se encontraba el líquido amniótico?
Como foi o resultado APGAR?	¿Cuál fue la puntuación de Apgar?
Quail foi o comprimento ao nascer, peso ao nascer e circunferência da cabeça no nascimento?	¿Cuáles fueron la longitud, el peso y la circunferencia de la cabeza al nacer?
Quantas gravidezes você já teve incluindo a atual?	¿Cuántos embarazos ha tenido incluyendo el actual?

Quantas crianças você tem, incluindo a presente?	¿Cuántos hijos tiene?
Como foi o curso da gravidez?	¿Cómo fue el curso del embarazo?
Você bebeu álcool durante a gravidez?	¿Tomó alcohol durante el embarazo?
Você fumou durante a gravidez?	¿Ha fumado durante el embarazo?
Você consumiu drogas durante a gravidez?	¿Ha consumido drogas durante el embarazo?
Você tomou medicação durante a gravidez?	¿Ha tomado medicamentos durante el embarazo?
Houve alguma complicação durante a gravidez?	¿Hubo alguna complicación durante el embarazo?
Houve sangramento durante a gravidez?	¿Tubo sangrado durante el embarazo?
Houve trabalho de parto prematuro durante a gravidez?	¿Hubo parto prematuro durante el embarazo?
Você tem outras doenças?	¿Tiene alguna otra enfermedad?
Você tem diabetes?	¿Tiene diabetes?
Que vacinação você já recebeu?	¿Qué vacunas ha recibido?
Você teve uma infeção durante a gravidez?	¿Ha tenido alguna infección durante el embarazo?
Foi efetuado um teste para estreptococos B?	¿Se ha realizado alguna prueba para estreptococos del grupo B?
Qual é o seu tipo de sangue e o seu fator Rhesus?	¿Cuál es su grupo sanguíneo y factor?
Qual é o tipo de sangue do pai e o fator Rhesus do pai?	¿Cuál es el tipo de sangre y factor del padre?

Pediatria

Pediatria	Pediatría
Qual é a idade da criança?	¿Qué edad tiene el niño?
Qual é o peso corporal da criança?	¿Cuál es el peso corporal del niño?
Qual é a sua impressão sobre a criança?	¿Cuál es su impresión acerca del niño?
Quanto desta substância foi consumida?	¿Cuánto consumió de esta sustancia?
O comportamento da criança mudou?	¿Ha cambiado el comportamiento del niño?
Que substância foi tirada?	¿Qué sustancia consumió?
Quando foi que a substância foi tirada?	¿Cuándo se consumió la sustancia?
Que sintomas existem?	¿Qué síntomas presenta?
Qual foi o peso do corpo no nascimento?	¿Cuál fue el peso corporal al nacer?
Qual era a altura da criança ao nascer?	¿Cuánto medía el niño al nacer?
Que doenças infantis você teve?	¿Qué enfermedades infantiles tuvo?
Quais são as vacinas que a criança levou?	¿Qué vacunas tiene el niño?
Existem quaisquer doenças crónicas?	¿Tiene enfermedades crónicas?
Como é que a criança se sente?	¿Cómo se siente el niño?
Desde quando existem esses sintomas?	¿Desde cuando presenta estos síntomas?
Com que regularidade ocorrem vómitos e diarreia durante o dia?	¿Suele tener vómitos y diarrea durante el día?
Como é o desenvolvimento dos sintomas?	¿Cómo se desarrollaron los síntomas?

Como é que o vómito se parece?	¿Qué aspecto tiene el vómito?
Como é que a diarreia se parece?	¿Qué aspecto tiene la diarrea?
Quanto líquido bebia a criança?	¿Cuánto líquido bebió el niño?
Como é o desenvolvimento do peso corporal desde o início dos sintomas?	¿Cómo varió el peso corporal desde que comenzaron los síntomas?
Existem outros sintomas?	¿Presenta algún otro síntoma?
Existe febre?	¿Tiene fiebre?
Existem quaisquer alergias alimentares conhecidas?	¿Es alérgico a algún alimento?
Foram ingeridos antibióticos antes dos sintomas?	¿Tomó antibióticos antes de presentar síntomas?
Como foi o vómito?	¿Cómo fue el vómito?
Quanto foi vomitado?	¿Cuánto vomitó?
Quantas vezes foi vomitado?	¿Con qué frecuencia vomitó?
O que foi que a criança comeu e bebeu?	¿Qué come y toma el niño?
A criança vomitou?	¿El niño vomita?
Quando é que a criança vomitou?	¿Cuándo vomitó el niño?
Como é que a criança come?	¿Cuánto come el niño?
Quanto é que a criança bebeu?	¿Cuánto bebe el niño?
Com que regularidade a diarreia ocorreu?	¿Con qué frecuencia se produce la diarrea?
Houve alguma mudança nos sintomas?	¿Ha habido algún cambio en los síntomas?
A criança come?	¿Qué come el niño?
A criança ainda bebe?	¿Todavía bebe el niño?

Quão elevada é a febre?	¿Cómo es de alta la fiebre?
Quando é que a febre começou?	¿Cuándo comenzó la fiebre?
Quando é que a febre parou?	¿Cuándo dejó de tener fiebre?
A criança tem dor?	¿El niño tiene dolor?
A criança tem alguma alergia?	¿Tiene el niño alguna alergia?
Existe algum medicamento tomado regularmente?	¿Toma alguna medicación regularmente?
A medicação já foi administrada?	¿Ya se ha administrado la medicación?
Os sintomas já ocorreram no passado?	¿Los síntomas se presentaban ya en el pasado?
Existem outras pessoas doentes no ambiente social?	¿Hay otras personas enfermas en su entorno social?
A criança esteve no estrangeiro recentemente?	¿Ha estado el niño en el extranjero recientemente?
São os irmãos atualmente saudáveis?	¿Están sanos sus hermanos actualmente?

Ortopedia / Ortopedía

Você obtém tratamento de que médicos?	¿Qué médicos lo tratan?
Você tem alergias ou intolerâncias?	¿Tiene algún tipo de alergia o intolerancia?
Você toma medicamentos para diluir o sangue?	¿Toma medicamentos anticoagulantes?
Você tem um distúrbio de sangramento?	¿Tiene algún trastorno de la coagulación?
Você já teve uma úlcera no estômago?	¿Alguna vez ha tenido una úlcera de estómago?
Você tem outras doenças?	¿Tiene alguna otra enfermedad?

Esta doença já foi tratada?	¿Ya ha sido tratada esta enfermedad?
Você já foi operado?	¿Alguna vez ha sido operado?
Você tem implantes no corpo?	¿Tiene implantes en el cuerpo?
Você tem qualquer metal no corpo?	¿Tiene algún tipo de metal en el cuerpo?
Você faz exercício?	¿Hace ejercicio?
Você já deslocou a articulação?	¿Alguna vez se dislocó una articulación?
Você já quebrou algum osso?	¿Alguna vez se rompió un hueso?
As suas articulações doem quando está frio?	¿Le duelen las articulaciones cuando hace frío?
Quando é que a articulação dói?	¿Cuándo le duelen las articulaciones?
Você tem rigidez matinal nas pernas?	¿Sufre de rigidez matinal en las piernas?
Você tem tremor nas suas mãos?	¿Tiene temblor en las manos?
Você tem uma doença muscular?	¿Tiene alguna enfermedad muscular?
Você tem uma doença óssea?	¿Tiene alguna enfermedad ósea?

Psiquiatria e Medicina Psicossomática

Psiquiatría y medicina psicosomática

Como é que você chegou até nós?	¿Cómo ha llegado a nosotros?
Qual é o seu principal problema?	¿Cuál es su principal problema?
Qual foi o gatilho?	¿Cuál fue el motivo principal que lo hizo venir?
Quando é que começou?	¿Cuándo empezó?
Você está assustado?	¿Tiene miedo?
Você já pensou em se magoar?	¿Ha pensado en hacerse daño?

Você já se sentiu deprimido / teve sentimentos de melancolia / teve sentimentos de desesperança com frequência?	¿Se ha sentido a menudo deprimido / melancólico / desesperanzado?
Você teve pouco interesse / prazer em atividades?	¿Ha sentido poco interés / sentido poco placer al realizar actividades?
Você tem uma doença mental?	¿Tiene alguna enfermedad mental?
Que doença é que você tem?	¿Qué enfermedad tiene?
Você já recebeu tratamento psiquiátrico?	¿Alguna vez ha recibido tratamiento psiquiátrico?
Você vive em uma parceria?	¿Vive usted en pareja?
Onde você mora?	¿Dónde vive?
Você tem dívida monetária?	¿Tiene alguna deuda?
Você já tentou se matar?	¿Alguna vez ha tratado de suicidarse?
Você pretende ferir a si próprio ou outros?	¿Planea hacerse daño a usted mismo o a otros?
Por que motivo você tentou se matar?	¿Por qué intentó suicidarse?
Você tem metal no seu corpo?	¿Tiene metal en su cuerpo?
Você tem alguma alergia?	¿Tiene alguna alergia?
Você tem outras condições médicas?	¿Tiene algún otro problema de salud?
Existem quaisquer doenças psiquiátricas na sua família?	¿Hay enfermedades psiquiátricas en su familia?
Você tem apetite?	¿Tiene apetito?
Você tem problemas para dormir?	¿Tiene trastornos del sueño?

Você tem alterações de humor durante todo o dia?	¿Tiene cambios de humor durante el día?
Você sofre de um distúrbio sexual?	¿Sufre algún trastorno sexual?
Como é que o seu peso mudou recentemente?	¿Cómo ha cambiado su peso recientemente?
Você fuma?	¿Fuma?
Você bebe álcool?	¿Bebe alcohol?
Quanto?	¿Cuánto?
Quais são os medicamentos que você toma?	¿Qué medicamentos toma?
Qual é a dosagem?	¿Cuál es la dosis?
Que tipo de pessoa você é?	¿Qué clase de persona es usted?
Como você descreveria a si mesmo?	¿Cómo se describiría?
Você chora regularmente?	¿Llora a menudo?
Os seus interesses sociais mudaram?	¿Han cambiado sus intereses sociales?
Você tem dificuldade para se concentrar em conversas?	¿Tiene problemas para concentrarse durante una conversación?
Você sente-se perseguido?	¿Se siente perseguido?
Você ouve vozes que outros não ouvem?	¿Oye voces que otros no oyen?
Você tem medo de espaços apertados?	¿Tiene miedo a estar en espacios reducidos?

Neurologia	Neurología
Você tem alguma doença neurológica?	¿Tiene alguna enfermedad neurológica?
São conhecidos na sua família distúrbios neurológicos?	¿Hay trastornos neurológicos en su familia?
Quando é que os sintomas começaram?	¿Cuándo comenzaron los síntomas?
Os sintomas começaram de forma aguda, furtiva, durante o esforço ou em repouso?	¿Presenta síntomas al hacer esfuerzo o en reposo?
Os sintomas estão a aumentar?	¿Están aumentando los síntomas?
Os sintomas estão a diminuir?	¿Están disminuyendo los síntomas?
Os sintomas são irregulares?	¿Los síntomas se presentan irregularmente?
Você tem vertigens?	¿Tiene vértigo?
Como são as vertigens?	¿Cómo es el vértigo?
Os sintomas ocorrem durante o exercício, movimento ou espontaneamente?	¿Los síntomas se producen al hacer ejercicio, al hacer cierto movimiento o aparecen de forma espontánea?
Você tem uma doença mental?	¿Tiene alguna enfermedad mental?
Você tem condições médicas internas?	¿Tiene problemas médicos internos?
Esta condição médica foi tratada anteriormente?	¿Se ha tratado esta dolencia anteriormente?
Como é que a convulsão se parece?	¿Cómo son las convulsiones?
Ambos os lados do corpo são afetados?	¿Están ambos lados del cuerpo afectados?

Houve um golpe na cabeça?	¿Sufrió algún golpe en la cabeza?
Os olhos voltam-se?	¿Se le pusieron los ojos en blanco?
Quanto tempo durou a convulsão?	¿Cuánto duró el ataque?
Com que regularidade houve convulsões?	¿Con qué frecuencia tuvo convulsiones?
Existe febre?	¿Tuvo fiebre?
Houve vómito?	¿Tuvo vómitos?
Existe sensibilidade à luz?	¿Sufrió de sensibilidad a la luz?
Qual é a sua impressão geral da criança?	¿Cuál es su impresión general del niño?
Os sintomas ocorreram anteriormente?	¿Los síntomas se presentaron anteriormente?
O que você pensou quando viu a criança com estes sintomas?	¿Qué pensó cuando vio que el niño presentaba estos síntomas?
Existem outras doenças ou sintomas?	¿Presenta otras enfermedades o síntomas?
Alguma medicação é tomada regularmente?	¿Toma alguna medicación regularmente?
Medicação já está a ser administrada?	¿Ya se ha administrado la medicación?
Outros membros da família têm convulsões?	¿Los otros miembros de la familia tienen convulsiones?
Você tem um certificado de vacinação?	¿Tiene un certificado de vacunación?
Você tem um boletim de saúde?	¿Tiene un historial médico?
Você perdeu a sensação nesta área?	¿Pierde la sensibilidad en esta zona?
Você tem problemas de visão?	¿Tiene problemas de visión?
Você tem distúrbios sensoriais?	¿Tiene trastornos sensoriales?

Está a ter dificuldades em andar?	¿Tiene dificultad para caminar?
Por favor, pressione contra a minha mão.	Por favor, presione mi mano.
Você tem problemas com o sabor?	¿Tiene algún problema para percibir el sabor?
Você tem problemas com a audição?	¿Tiene algún problema para oír correctamente?
Você tem problemas em manter o seu equilíbrio?	¿Tiene problemas para mantener el equilibrio?
Você tem problemas com a sua memória?	¿Tiene problemas relacionados con la memoria?

História da dor — **Historia del dolor**

Você tem dor?	¿Siente dolor?
Você é afetado pela dor na vida quotidiana?	¿Siente dolor a diario?
Com que regularidade você tem dor?	¿Con qué frecuencia tiene dolor?
Quão forte é a sua dor em uma escala de zero a dez, se zero significa sem dor?	¿Cómo de intenso es su dolor en una escala del cero a diez, si cero significa que no siente dolor?
A dor é dependente da hora do dia?	¿El dolor depende de la hora del día?
Como é que a dor foi desencadeada?	¿Cómo se desencadenó el dolor?
Desde quando?	¿Desde cuándo siente dolor?
Quão forte?	¿Cómo de fuerte es el dolor?
Como é que a dor se parece?	¿Cómo es el dolor?
A dor é constante ou curta?	¿El dolor es constante o breve?
A dor alterou-se ou mudou recentemente?	¿Siente dolor al moverse?

A dor irradia para outras áreas do corpo?	¿El dolor se irradia a otras áreas del cuerpo?
Houve um trauma ou um impacto violento?	¿Sufrió algún trauma o un impacto violento?
Você já foi operado?	¿Alguna vez ha sido operado?
Você tem febre?	¿Tiene fiebre?
Você tem vómitos ou náuseas?	¿Tiene vómitos o náuseas?
Você tosse?	¿Tose?
Você tem alterações na pele?	¿Presenta cambios en la piel?
Quando é que você comeu?	¿Cuándo come?
Quanto é que você comeu?	¿Cuánto come?
O que é que você comeu?	¿Qué comió?
Quando foi o seu último movimento do intestino?	¿Cuándo fue su última evacuación intestinal?
Você já teve diarreia?	¿Ha tenido diarrea?
Como eram a cor e o cheiro?	¿Cómo eran el color y el olor?
Quando é que você urinou pela última vez?	¿Cuándo orinó por última vez?
Doeu quando você urinou?	¿Le dolía al orinar?
Qual é a cor e cheiro da urina?	¿Cómo son el color y el olor de la orina?
Atualmente, você tem o seu período menstrual?	¿Está teniendo actualmente su período menstrual?
Você tem alergias ou intolerâncias?	¿Tiene algún tipo de alergia o intolerancia?
Você tem outras doenças?	¿Tiene alguna otra enfermedad?
Você está a tomar alguma medicação?	¿Está tomando alguna medicación?

Medicação foi administrada hoje? ¿Tomó la medicación hoy?

Você tem dor nesta área do seu corpo? ¿Tiene dolor en esta área de su cuerpo?

História Social
Historia social

Qual é o o seu nome? ¿Cuál es su nombre?

Quantos anos você tem? ¿Cuantos años tiene?

Qual é o seu sexo? ¿Cuál es su género?

Qual é o seu estado civil? ¿Cuál es su estado civil?

Com quem você vive junto? ¿Con quién vive?

Qual é o seu nível mais elevado de escolaridade? ¿Cual es su nivel más alto de educación?

Qual é a sua profissão aprendida? ¿Cuál es su profesión?

O que é que você faz profissionalmente? ¿En qué trabaja?

Onde é que você trabalha? ¿Dónde trabaja?

Quantas horas é que você trabalha por semana? ¿Cuántas horas trabaja por semana?

Desde quando é que você não pode trabalhar? ¿Desde cuándo no puede trabajar?

Por que motivo você não pode trabalhar? ¿Por qué no puede trabajar?

Você está aposentado? ¿Está jubilado?

Você tem dinheiro suficiente? ¿Tiene suficiente dinero?

Você está atualmente doente? ¿Está enfermo actualmente?

Você pratica desporto? ¿Hace deporte?

Que desporto você está a praticar? ¿Qué deporte hace?

Quais são os seus passatempos?	¿Cuáles son sus aficiones?

Exame físico

Exploración física

Entre.	Adelante.
Quero examinar você.	Me gustaría examinarlo.
Vou dar-lhe uma agulha intravenosa.	Le voy a insertar una aguja intravenosa.
Por favor, deite-se.	Por favor, acuéstese.
Por favor, levante-se.	Por favor, póngase de pie.
Por favor, abra a sua boca.	Por favor, abra la boca.
Por favor, dispa-se.	Por favor, desvístase.
Relaxe.	Relájese.
Respire profundamente.	Respire profundamente.
Por favor, segure a sua respiração.	Por favor, mantenga la respiración.
Tussa fortemente.	Tosa fuerte.
Por favor, faça o seguinte movimento.	Por favor, haga el siguiente movimiento.
Por favor, olhe para o meu dedo.	Por favor mire mi dedo.
Por favor, mostre-me a parte do seu corpo.	Por favor, muéstreme la parte de su cuerpo.
Por favor, feche os seus olhos.	Por favor, cierre los ojos.
Eu quero tomar o pulso.	Voy a tomarle el pulso.
Eu quero medir a pressão arterial.	Voy a medir su presión arterial.
Eu quero medir a temperatura.	Voy a tomarle la temperatura.
Estenda a sua língua.	Extienda su lengua.
Empurre contra a minha mão.	Empuje mi mano.

Pressione a minha mão.	Presione mi mano.
Boa noite.	Buenas noches.

Portugués	Ruso
Emergências	**Чрезвычайные**
Ajuda	Помощь
Você precisa de ajuda?	Вам нужна помощь?
Existe um risco para os ajudantes?	Есть ли риск для первых помощников?
Obter ajuda.	Получить помощь.
Chame um médico.	Вызвать врача.
Chame a polícia.	Вызвать полицию.
Chame os bombeiros.	Вызвать пожарных.
Onde é o próximo hospital?	Где ближайшая больница?
Existe uma emergência?	Это чрезвычайная ситуация?
O que aconteceu?	Что произошло?
Onde é que isso aconteceu?	Где это произошло?
Quando é que isso aconteceu?	Когда это произошло?
Qual foi o gatilho?	Что послужило причиной?
Há alguma informação médica importante sobre a pessoa afetada?	Есть ли важная медицинская информация о пострадавшем?
Quais são os sintomas?	Какие симптомы?
Existe dor no peito?	Есть ли боли в груди?
Quantas pessoas estão feridas?	Сколько людей получили ранения?
A pessoa tem alergias?	Имеется ли у человека аллергия?
A pessoa afetada está a tomar medicação para diluir o sangue?	Принимает ли пострадавший разжижающие кровь лекарства?

A pessoa afetada está a tomar medicação?	Принимает ли пострадавший какие-либо лекарства?
Existe medicação de emergência?	Есть ли экстренные лекарства?
Foram tomadas drogas ilegais?	Были ли приняты наркотики?
A pessoa foi operada recentemente?	Был ли человек недавно оперирован?
Quando é que a pessoa comeu pela última vez?	Когда человек в последний раз принимал пищу?
O que foi comido?	Какая пища была принята?
Como chegou ao evento?	Как это произошло?
O que aconteceu imediatamente antes?	Что случилось непосредственно перед этим?
A pessoa afetada tem alguma doença	Есть ли у пострадавшего какие-либо заболевания?
A pessoa afetada é diabética?	Является ли пострадавший диабетиком?
A pessoa afetada tem uma doença metabólica?	Есть ли у пострадавшего метаболическое заболевание?
A pessoa afetada tem uma doença cardíaca?	Есть ли у пострадавшего болезнь сердца?
Qual foi o gatilho?	Что спровоцировало это?
A pessoa tem fatores de risco médico?	Имеет ли человек медицинские факторы риска?
Declarações Úteis	**Полезные заявления**
Olá	Здравствуйте
O meu nome é	Меня зовут
Qual é o seu nome?	Как вас зовут?
Não tenha medo.	Не бойтесь.
Eu quero ajudar-lhe.	Я хочу помочь вам.

Entre.	Войдите.
Por favor, fale lentamente.	Пожалуйста, говорите помедленнее.
Repita, por favor.	Пожалуйста, повторите.
Eu não compreendo isso.	Я не понимаю.
Sim	Да
Não	Нет
Possivelmente	Возможно
Eu não sei.	Я не знаю.
Obrigado	Спасибо
Adeus	До свидания
Amanhã	Завтра
Hoje	Сегодня
Ontem	Вчера
Eu preciso de ajuda.	Мне нужна помощь.
Eu preciso de um médico.	Мне нужен врач.
Você concorda?	Вы согласны?
Emergência	Чрезвычайная ситуация
Acidente	Несчастный случай
Fogo	Пожар
Sem problemas	Без проблем
Eu estou doente.	Я болен.
Eu sou saudável.	Я здоров.
Eu preciso	Мне нужно

Eu gostaria	Мне бы хотелось
Você tem que	Вы должны
Você tem perguntas?	У вас есть вопросы?
Eu tenho um problema.	У меня проблема.
Eu tenho dor.	Мне больно.
Eu preciso de medicação.	Мне нужны лекарства.
Onde é o próximo hospital?	Где ближайшая больница?
Eu volto já.	Я сейчас вернусь.
Relaxar.	Расслабьтесь.
Aqui	Вот
Lá	Там
polícia	полиция
Zero	Ноль
Um	Один
Dois	Два
Três	Три
Quatro	Четыре
Cinco	Пять
Seis	Шесть
Sete	Семь
Oito	Восемь
Nove	Девять
Dez	Десять

segundos	Секунды
minutos	Минуты
horas	Часы
dias	Дни
semanas	Недели
meses	Месяцы
anos	Года
pessoas	Люди

Enfermagem	**уход**
Olá, eu serei o seu enfermeiro e o meu nome é	Здравствуйте, я буду вашей медсестрой, и меня зовут
Qual é o seu nome?	Как вас зовут?
Quantos anos você tem?	Сколько вам лет?
Que línguas você fala?	На каких языках вы говорите?
Você fala o meu idioma?	Вы говорите на моем языке?
Por favor, sente-se.	Пожалуйста, сядьте.
Por favor, levante-se.	Пожалуйста, встаньте.
respirar	вдохните
exalar	выдохните
Eu quero ajudar-lhe.	Я хочу помочь вам.
Como você está?	Как дела?
Por que motivo você está aqui?	Почему вы здесь?
Quão forte é a sua dor em uma escala de zero a dez, se zero significa sem dor?	Насколько сильна ваша боль по шкале от нуля до десяти, если ноль - отсутствие боли?

Você precisa de ajuda?	Вам нужна помощь?
Você precisa de ajuda com a alimentação?	Вам нужна помощь с приемом пищи?
Você precisa de ajuda com a higiene pessoal?	Вам нужна помощь с личной гигиеной?
Você precisa de ajuda, se você precisar de usar a casa de banho?	Вам нужна помощь с использованием туалета?
Precisa de ajuda para se vestir?	Нужна помощь при одевании?
Você pode andar?	Можете ли вы ходить?
Você tem alguma alergia a medicamentos?	Есть ли у вас аллергия на лекарства?
Quais as doenças que você tem?	Есть ли у вас какие-либо заболевания?
Você tem dor?	Больно ли вам?
Você precisa de analgésicos?	Вам нужны обезболивающие?
Você precisa de comprimidos para dormir?	Вам нужно снотворное?
Está com fome?	Вы голодны?
Onde dói?	Где болит?
A dor tornou-se mais forte?	Боль стала сильнее?
Desde quando é que você tem estes sintomas?	С какого времени у вас появились эти симптомы?
Você está grávida?	Вы беременны?
Você tem náuseas?	Есть ли у вас тошнота?
Você está a tomar alguma medicação?	Вы принимаете какие-либо лекарства?
Você precisa de medicação?	Вам нужны лекарства?
Você esteve anteriormente no hospital?	Были ли вы ранее в больнице?

Você já esteve na sanita?	Были ли вы в туалете?
Você gostaria de ir à casa de banho?	Вы хотите пойти в уборную?
Eu quero lavar-lhe.	Я помогу вам с мытьем.
Eu quero mover-lhe.	Я хочу переместить вас.
Eu quero tomar o pulso.	Я хочу померить ваш пульс.
Eu quero medir a pressão arterial.	Я хочу измерить ваше кровяное давление.
Eu quero medir a temperatura.	Я хочу измерить вашу температуру.
Eu quero ver o curativo.	Я хочу взглянуть на повязку.
Vamos ver você regularmente.	Мы будем регулярно вас осматривать.
Por favor, tome estes medicamentos.	Пожалуйста, примите эти препараты.
Pressione o botão se você precisar de ajuda.	Нажмите кнопку, если вам нужна помощь.
Peça ajuda antes de se levantar.	Обратитесь за помощью, прежде чем встать.
Vou dar-lhe uma injeção.	Я сделаю вам укол.
Precisa de algo mais?	Вам нужно что-либо еще?
Boa noite	Доброй ночи
Desejo-lhe boa sorte.	Я желаю вам удачи.

História Médica Geral | Общая история болезни

História Médica Geral	Общая история болезни
Olá, eu sou o seu médico e meu nome é	Здравствуйте, я ваш врач и мое имя
Qual é a sua profissão?	Чем вы занимаетесь?
Onde é que você trabalha?	Где вы работаете?
Por que razão você veio até nós?	Почему вы пришли к нам?
Quais são os seus sintomas?	Какие у вас симптомы?
Desde quando é que você tem esses sintomas?	С каких пор у вас появились эти симптомы?
Qual é o seu nome?	Как вас зовут?
Quantos anos você tem?	Сколько вам лет?
Qual é a sua altura e qual é o seu peso corporal?	Какой ваш рост и вес?
Você está ferido?	Вам больно?
Você está doente?	Вы больны?
Você já foi operado?	Вы когда-нибудь делали операцию?
Você tem alergias?	Есть ли у вас аллергия?
Você tem náuseas ou quer vomitar?	Есть ли у вас тошнота или рвота?
Você tem outras doenças?	Есть ли у вас другие заболевания?
Você tem dor?	Вам больно?
Você está a tomar alguma medicação?	Вы принимаете какие-либо лекарства?
Você esteve no estrangeiro nos últimos seis meses?	Были ли вы за границей за последние шесть месяцев?
Quais são as vacinas que você tem?	Какие прививки у вас есть?

Como é que as suas fezes se parecem?	Как выглядят ваши фекалии?
O que você comeu nos últimos dias?	Что вы ели за последние дни?
Você tem febre?	Есть ли у вас температура?
Você perdeu, de forma não intencional, peso nos últimos seis meses?	Похудели ли вы в течение последних шести месяцев?
Você transpira tanto que tem de mudar de roupa durante as noites?	Есть ли у вас настолько сильное потоотделение, что вам приходится переодеваться по ночам?
Existem quaisquer doenças na sua família próxima?	Есть ли какие-либо заболевания в вашей семье?
Existem doenças genéticas na sua família?	Существуют ли генетические заболевания в вашей семье?
Você fuma?	Вы курите?
Você bebe álcool?	Вы употребляете алкоголь?
Você está sexualmente ativo?	Вы сексуально активны?
Você está grávida?	Вы беременны?
Você toma drogas?	Принимаете ли вы наркотики?
Você tem um vício?	Есть ли у вас зависимость?
Você pratica desporto?	Занимаетесь ли вы спортом?
Você tem parentes que podem ajudá-lo?	У вас есть родственники, которые могут помочь вам?
Você tem alguma deficiência?	Есть ли у вас инвалидность?
Qual é o seu número de telefone?	Какой ваш номер телефона?
Qual é o médico que lhe mandou aqui?	Какой врач направил вас сюда?

Quem é o seu médico de família?	Кто ваш семейный врач?
Existem quaisquer doenças no seu ambiente?	Есть ли какие-либо заболевания в вашем окружении?
Você tem contacto com animais?	Контактируете ли вы с животными?
Você trabalha com alimentos?	Работаете ли вы с продуктами питания?
Quais são os seus passatempos?	Какие у вас хобби?
Você tem contacto com substâncias tóxicas?	Контактируете ли вы с токсичными веществами?
Você tomou quaisquer medicamentos antes do início dos sintomas?	Принимали ли вы какие-либо лекарства до появления симптомов?
Você viajou recentemente?	Вы путешествовали в последнее время?
Para onde é que você viajou?	Где вы путешествовали?
Por quanto tempo você viajou?	Как долго вы путешествовали?
Quando é que você viajou?	Когда вы путешествовали?
O que é que você fez na sua viagem?	Что вы делали во время поездки?
Você teve contacto com a população local?	Был ли у вас контакт с местным населением?
Você está a sofrer de tuberculose?	Вы страдаете от туберкулеза?
Você tem HIV ou AIDS?	Есть ли у вас ВИЧ или СПИД?
Se você tem hepatite?	Если у вас есть гепатит?
Você tem contacto com os imigrantes?	Контактируете ли вы с иммигрантами?
Você é homossexual?	Вы гомосексуалист?

Medicina Interna

Quais são os sintomas atuais?

Por favor, descreva os seus sintomas.

Quando é que os sintomas começaram?

Como foi o curso dos sintomas?

Qual foi a intensidade dos sintomas?

Houve um gatilho para os sintomas?

Como é a sua respiração?

Quando foi feito o diagnóstico?

Como foi a evolução da doença até agora?

Qual foi a frequência de ataques anteriores?

Houve um agravamento da doença?

Foi efetuado um teste?

Há algum tipo de alergia?

Quais são os sintomas da alergia?

Quantas vezes você tem sintomas de alergia?

A alergia já foi examinada por um médico?

Os medicamentos foram administrados?

Você tem um inalador?

Медицина внутренних органов

Каковы текущие симптомы?

Пожалуйста, опишите ваши симптомы.

Когда начались симптомы?

Как протекали симптомы?

Насколько интенсивны были симптомы?

Чем были спровоцированы симптомы?

Как ваше дыхание?

Когда был поставлен диагноз?

Как протекала болезнь до сих пор?

Как часто случались предыдущие приступы?

Было ли обострение болезни?

Был ли взят анализ?

Существуют ли какие-либо аллергии?

Каковы симптомы аллергии?

Как часто у вас возникают симптомы аллергии?

Аллергия уже была осмотрена врачом?

Принимали ли вы какие-либо лекарства?

У вас есть ингалятор?

Você toma medicação de forma regular?	Принимаете ли вы лекарства на регулярной основе?
Esses sintomas já ocorreram no passado?	Эти симптомы уже случались в прошлом?
Existe um boletim de saúde?	Имеется ли медицинская карта?
Você tem um certificado de vacinação?	Есть ли у вас справка о прививках?
Você está assustado?	Вы напуганы?
Desde quando existe febre?	С какого времени у вас температура?
Quão elevada é a febre?	Насколько высокая у вас температура?
Você está sonolento?	Чувствуете ли вы сонливость?
Tem a atenção prejudicada?	Ослаблено ли ваше внимание?
Como é o comportamento ao nível da bebida?	Каков ваш питьевой режим?
Quando foi a última vez em que urinou?	Когда последний раз было мочеиспускания?
Como era a cor e cheiro da urina?	Какими были цвет и запах мочи?
Existe diarreia?	Есть ли у вас диарея?
Existe obstipação?	Есть ли у вас запор?
Ocorreu perda de peso?	Была ли у вас потеря веса?
Qual era o peso antes da doença?	Сколько вы весили до болезни?
Houve contacto com pessoas doentes?	Находились ли вы в контакте с больными людьми?
Você já teve esses sintomas anteriormente?	Были ли у вас эти симптомы раньше?
Há pessoas doentes na família?	Есть ли больные люди в вашей семье?

Você tem azia?	Есть ли у вас изжога?
Você tem dor abdominal?	Есть ли у вас боли в животе?
Você tem diarreia?	Есть ли у вас понос?
Como é a sua nutrição?	Какое у вас питание?
Você tem quaisquer outras condições médicas?	Есть ли у вас другие заболевания?
Você toma antibióticos?	Вы принимаете антибиотики?
Você notou mudanças físicas durante a ingestão de certos alimentos?	Заметили ли вы физиологические проявления при приеме определенных продуктов?
Como é o desenvolvimento dos sintomas?	Как происходит развитие симптомов?
Você tem dor?	У вас что-то болит?
Você tem febre?	У вас есть температура?
Você sente-se fraco?	Чувствуете ли вы слабость?
Você tem náuseas?	Чувствуете ли вы тошноту?
Você vomitou?	Была ли у вас рвота?
Existe descoloração das fezes ou da urina?	Есть ли обесцвечивание кала или мочи?
O seu peso mudou nos últimos tempos?	Изменился ли ваш вес за последнее время?
Quais as doenças que você teve no passado?	Какие заболевания были у вас в прошлом?
Você toma drogas ilegais?	Принимаете ли вы наркотики?
Você esteve em outros países ultimamente?	Были ли вы в других странах в последнее время?
Você bebe álcool?	Вы употребляете алкоголь?

Você está a tomar alguma medicação?	Вы принимаете какие-либо лекарства?
Você já recebeu transfusões de sangue?	Переливали ли вам когда-нибудь кровь?
A sua cor de pele mudou?	Изменился ли ваш цвет кожи?
Você bebe café?	Вы пьете кофе?
Você toma laxantes?	Принимаете ли вы слабительные?
Você come de forma saudável?	Вы правильно питаетесь?
Por favor, mostre-me a parte do corpo.	Пожалуйста, покажите мне это место.
Existem quaisquer problemas ou anormalidades no rim ou nos órgãos urinários?	Есть ли какие-либо проблемы или нарушения в почках или мочевых органах?

Cirurgia

Хирургия

Temos de operar.	Мы должны оперировать.
Não tenha medo.	Не бойтесь.
Você recebeu tratamento médico ultimamente?	Получали ли вы лечение в последнее время?
Você está a tomar alguma medicação?	Вы принимаете какие-либо лекарства?
Você tem um distúrbio de sangramento?	Есть ли у вас нарушения со свертываемостью крови?
Você tem alguma alergia?	Есть ли у вас аллергия?
Você tem alguma doença infeciosa?	Есть ли у вас инфекционное заболевание?
Você tem uma doença cardiovascular ou circulatória?	У вас есть сердечно-сосудистые заболевания?
Você tem uma doença no trato respiratório ou nos pulmões?	Есть ли у вас заболевание дыхательных путей или легких?

Você tem uma doença no sistema digestivo?	Есть ли у вас заболевание пищеварительной системы?
Você tem uma doença metabólica?	У вас есть нарушение обмена веществ?
Você tem um distúrbio do sistema nervoso?	Есть ли у вас расстройство нервной системы?
Você tem um glaucoma?	Есть ли у Вас глаукома?
Você tem outras doenças?	Есть ли у вас другие заболевания?
Você já teve um tumor?	У вас когда-нибудь была опухоль?
Você já teve alguma doença ocular?	Были ли у вас заболевания глаз?
A sua tireoide está doente?	Есть ли у вас проблемы с щитовидной железой?
Você já foi operado anteriormente?	Вас когда-нибудь оперировали?
Existe algum implante no corpo?	Есть ли у вас в теле имплантаты?
Você tem dentes falsos?	У вас есть вставные зубы?
Você já teve uma oclusão vascular?	У вас когда-нибудь была сосудистая окклюзия?
Você já teve dificuldades na cicatrização de feridas?	Бывают ли у вас трудности с заживлением ран?
Você poderá estar grávida?	Можете ли вы быть беременной?
Você já foi vacinado contra o tétano?	Есть ли у вас прививки от столбняка?

Anestesiologia / анестезиология

Quantos anos você tem?	Сколько вам лет?
Qual é a sua altura?	Какой у вас рост?

Qual é o seu peso corporal? — Какой у вас вес?

Você é um homem ou uma mulher? — Вы мужчина или женщина?

O que é que você faz profissionalmente? — В какой сфере вы работаете?

Você teve uma infeção nas últimas quatro semanas? — Были ли у вас инфекции в течение последних четырех недель?

Se sim, qual? — Если да, то какая?

Você já teve uma doença infeciosa, como HIV ou tuberculose? — Были ли у вас инфекционные заболевания, такие как ВИЧ или туберкулез?

Você recebeu tratamento médico ultimamente? — Получали ли вы медицинское лечение в последнее время?

Você está a tomar medicação regularmente? — Вы принимаете какие-либо лекарства регулярно?

Você já foi operado? — Вы когда-нибудь делали операцию?

Você já recebeu uma anestesia geral, anestesia regional ou anestesia local? — Вам когда-нибудь делали общую анестезию, регионарную анестезию или местную анестезию?

Já existiram problemas relacionados com anestesia na família próxima? — Были ли в вашей семье проблемы, связанные с анестезией?

Você ou seus parentes têm predisposição para febre alta durante ou após a anestesia? — Есть ли у вас или ваших родственников предрасположенность к высокой температуре во время или после анестезии?

Existe uma tendência de náuseas ou vómitos? — Существует ли тенденция тошноты или рвоты?

Você já recebeu uma transferência de sangue ou de componentes de sangue?

Вы когда-нибудь получали переливание крови или компонентов крови?

Existe alguma alergia, como a febre do feno ou asma alérgica ou intolerância de certas substâncias?

Есть ли аллергии, например, сенная лихорадка, аллергическая астма или непереносимость определенных веществ?

Ocorre falta de ar durante o exercício físico?

Возникает ли одышка при физической нагрузке?

Existe alguma doença respiratória ou de pulmão?

Есть ли дыхательные или легочные заболевания?

Existe ronco noturno pesado, apneia do sono ou paralisia das cordas vocais ou paralisia diafragmática?

Есть ли ночной тяжелый храп, апноэ во время сна или паралич голосовых связок или диафрагмальной паралич?

Você sofre de uma doença vascular?

Страдаете ли вы от сосудистых заболеваний?

Você já teve uma oclusão vascular por coágulos de sangue?

Случалась ли у вас когда-либо закупорка сосудов кровяными сгустками?

Você ou um membro da sua família têm uma maior tendência para sangrar?

Есть ли у вас или члена вашей семьи повышенная склонность к кровотечению?

Você tem um distúrbio do sistema digestivo?

Есть ли у вас расстройство пищеварительной системы?

Você sofre de azia?

Страдаете ли вы от изжоги?

Existe uma doença do fígado, vesícula biliar ou das vias biliares?

Есть ли заболевание печени, желчного пузыря или желчных протоков?

Existe doença ou anormalidade no rim ou órgãos urinários?

Есть ли болезнь или патология в почках или мочевых органах?

Você tem uma doença metabólica, como gota ou diabetes?	Есть ли у вас метаболические заболевания, такие как подагра или диабет?
Existe um distúrbio da tireoide?	Есть ли заболевание щитовидной железы?
Existe uma doença do músculo, ou desordem esquelética?	Есть ли скелетно-мышечные нарушения?
Existe um distúrbio do sistema nervoso?	Есть ли у вас расстройство нервной системы?
Existe alguma doença ocular?	Есть ли у вас заболевание глаз?
Existem outras doenças?	Существуют ли какие-либо другие заболевания?
Há alguma condição especial dos dentes?	Ваши зубы проходят какое-либо специальное лечение?
Existem implantes no corpo?	Есть ли в вашем теле имплантаты?
Você usa tabaco regularmente?	Вы регулярно употребляете табак?
Você bebe álcool regularmente?	Вы регулярно пьете алкоголь?
Você toma algum tipo de droga?	Принимаете ли Вы какие-либо наркотики?

Ginecologia e Obstetrícia
Гинекология и акушерство

Temos de operar.	Мы должны оперировать.
Não tenha medo.	Не бойтесь.
Nós não prejudicaremos o seu filho	Мы не навредим вашему ребенку
Precisamos de realizar uma cesariana.	Нам нужно выполнить кесарево сечение.
Quem mandou-lhe até nós?	Кто направил вас к нам?
Quem é o seu ginecologista?	Кто ваш врач-гинеколог?

Quem é o seu médico de família?	Кто ваш семейный врач?
Qual é a razão para a sua visita?	Какова причина вашего визита?
Você tem condições médicas pré-existentes?	Есть ли у вас существующие медицинские назначения?
Você já foi operado?	Вы когда-нибудь делали операцию?
Você fuma?	Вы курите?
Você bebe álcool regularmente?	Вы регулярно пьете алкоголь?
Você tem alergias?	Есть ли у вас аллергия?
Se sim, quais são as alergias?	Если да, то какие аллергии?
Quando foi a sua última triagem do cancro?	Когда вы последний раз проверялись на рак?
Qual é a sua altura?	Какой у вас рост?
Qual é o seu peso corporal?	Сколько вы весите?
Quantas vezes você já engravidou?	Сколько раз вы были беременны?
A quantas crianças você já deu à luz?	Сколько детей вы родили?
Houve quaisquer irregularidades no parto?	Были ли какие-либо осложнения при родах?
Você está atualmente no seu período mentrual?	У вас сейчас менструальный цикл?
Quando ocorreu o seu primeiro período menstrual?	Когда произошла ваша первая менструация?
Você tem dor antes ou durante o período menstrual?	Есть ли у вас боли до или во время менструации?
Quando foi a última vez que você teve o seu período menstrual?	Когда в последний раз у вас был ваш менструальный цикл?
Quando foi que ocorreu a sua menopausa?	Когда началась ваша менопауза?

Você toma a pílula para controle de natalidade?	Вы принимаете противозачаточные средства?
Qual a medicação que você toma no momento?	Какие лекарства вы принимаете в данный момент?
Você toma quaisquer outras hormonas?	Принимаете ли вы какие-либо другие гормоны?
Você já teve cancro de mama?	Был ли у вас рак молочной железы?
Você já teve cancro de ovário?	Был ли у вас рак яичников?
Você já teve cancro cervical?	Был ли у вас рак шейки матки?
Você já teve cancro?	Был ли у вас рак?
Você já teve outros cancros?	У вас были другие виды рака?
Quanto tempo durou a gravidez em semanas?	Как долго длилась беременность в неделях?
Você já teve um aborto espontâneo?	У вас когда-нибудь случался выкидыш?
Qual era a posição fetal?	Какова была позиция плода?
Qual foi a duração e evolução do nascimento?	Какова была продолжительность и ход родов?
Houve alguma dificuldade ou complicações no nascimento?	Были ли какие-либо трудности или осложнения при родах?
Como é que o líquido amniótico se parecia?	Как выглядела амниотическая жидкость?
Como foi o resultado APGAR?	Какова была оценка по шкале Апгара?
Quail foi o comprimento ao nascer, peso ao nascer e circunferência da cabeça no nascimento?	Каковы были длина родов, вес при рождении и окружность головы при рождении?

Quantas gravidezes você já teve incluindo a atual?	Сколько у вас было беременностей, включая текущую?
Quantas crianças você tem, incluindo a presente?	Сколько у вас детей, включая данного?
Como foi o curso da gravidez?	Как протекала беременность?
Você bebeu álcool durante a gravidez?	Вы употребляли алкоголь во время беременности?
Você fumou durante a gravidez?	Вы курили во время беременности?
Você consumiu drogas durante a gravidez?	Вы употребляли наркотики во время беременности?
Você tomou medicação durante a gravidez?	Вы принимали лекарства во время беременности?
Houve alguma complicação durante a gravidez?	Были ли какие-либо осложнения во время беременности?
Houve sangramento durante a gravidez?	Были ли кровотечения во время беременности?
Houve trabalho de parto prematuro durante a gravidez?	Был ли преждевременные роды во время беременности?
Você tem outras doenças?	Есть ли у вас другие заболевания?
Você tem diabetes?	Вы страдаете от диабета?
Que vacinação você já recebeu?	Какие прививки вы получили?
Você teve uma infeção durante a gravidez?	Были ли у вас инфекции во время беременности?
Foi efetuado um teste para estreptococos B?	Был ли проведен анализ на стрептококки?
Qual é o seu tipo de sangue e o seu fator Rhesus?	Какова ваша группа крови и ваш резус-фактор?
Qual é o tipo de sangue do pai e o fator Rhesus do pai?	Какова группа крови отца и резус-фактор отца?

Pediatria

Qual é a idade da criança?	Сколько лет ребенку?
Qual é o peso corporal da criança?	Каков вес ребенка?
Qual é a sua impressão sobre a criança?	Как вы оцениваете общее состояние ребенка?
Quanto desta substância foi consumida?	Сколько было принято данного вещества?
O comportamento da criança mudou?	Изменилось ли поведение ребенка?
Que substância foi tirada?	Какое вещество было принято?
Quando foi que a substância foi tirada?	Когда вещество было принято?
Que sintomas existem?	Какие присутствуют симптомы?
Qual foi o peso do corpo no nascimento?	Какова была масса тела при рождении?
Qual era a altura da criança ao nascer?	Каков был рост ребенка при рождении?
Que doenças infantis você teve?	Какие детские болезни у вас были?
Quais são as vacinas que a criança levou?	Какие прививки делали ребенку?
Existem quaisquer doenças crónicas?	Существуют ли какие-либо хронические заболевания?
Como é que a criança se sente?	Как чувствует себя ребенок?
Desde quando existem esses sintomas?	С каких это пор появились эти симптомы?
Com que regularidade ocorrem vómitos e diarreia durante o dia?	Как часто бывает рвота и диарея в течение дня?
Como é o desenvolvimento dos sintomas?	Как происходит развитие симптомов?

Como é que o vómito se parece?	Как выглядит рвота?
Como é que a diarreia se parece?	Как выглядит диарея?
Quanto líquido bebia a criança?	Сколько жидкости выпил ребенок?
Como é o desenvolvimento do peso corporal desde o início dos sintomas?	Как происходит развитие массы тела с момента появления симптомов?
Existem outros sintomas?	Существуют ли другие симптомы?
Existe febre?	Есть ли температура?
Existem quaisquer alergias alimentares conhecidas?	Известны ли какие-либо пищевые аллергии?
Foram ingeridos antibióticos antes dos sintomas?	Были ли приняты антибиотики до появления симптомов?
Como foi o vómito?	Как выглядела рвота?
Quanto foi vomitado?	Сколько было рвоты?
Quantas vezes foi vomitado?	Как часто рвало?
O que foi que a criança comeu e bebeu?	Что ребенок ел и пил?
A criança vomitou?	Ребенка рвало?
Quando é que a criança vomitou?	Когда ребенка рвало?
Como é que a criança come?	Как ребенок ест?
Quanto é que a criança bebeu?	Сколько ребенок пил?
Com que regularidade a diarreia ocorreu?	Как часто происходит диарея?
Houve alguma mudança nos sintomas?	Были ли какие-либо изменения в симптомах?
A criança come?	Ест ли ребенок?

A criança ainda bebe?	Ребенок все еще пьет?
Quão elevada é a febre?	Насколько высокая температура?
Quando é que a febre começou?	Когда началась лихорадка?
Quando é que a febre parou?	Когда остановилась лихорадка?
A criança tem dor?	Есть ли у ребенка боли?
A criança tem alguma alergia?	Есть ли у ребенка аллергия?
Existe algum medicamento tomado regularmente?	Принимаете ли вы какие-либо лекарства регулярно?
A medicação já foi administrada?	Были ли приняты какие-либо лекарства?
Os sintomas já ocorreram no passado?	Симптомы уже возникали в прошлом?
Existem outras pessoas doentes no ambiente social?	Есть ли другие больные люди в вашей социальной среде?
A criança esteve no estrangeiro recentemente?	Ездил ли ребенок был за границу в последнее время?
São os irmãos atualmente saudáveis?	Здоровы ли братья и сестры в настоящее время?

Ortopedia — **ортопедия**

Você obtém tratamento de que médicos?	У каких врачей вы лечились?
Você tem alergias ou intolerâncias?	Есть ли у вас аллергия или непереносимость?
Você toma medicamentos para diluir o sangue?	Принимаете ли вы разжижающие кровь лекарства?
Você tem um distúrbio de sangramento?	Есть ли у вас нарушение свертываемости крови?
Você já teve uma úlcera no estômago?	Вы когда-нибудь была язва желудка?

Você tem outras doenças?	Есть ли у вас другие заболевания?
Esta doença já foi tratada?	Эта болезнь уже лечилась?
Você já foi operado?	Вы когда-нибудь делали операцию?
Você tem implantes no corpo?	У вас есть имплантаты в теле?
Você tem qualquer metal no corpo?	Есть ли у вас какой-либо металл в теле?
Você faz exercício?	Вы занимаетесь спортом?
Você já deslocou a articulação?	Был ли у вас когда-нибудь вывих сустава?
Você já quebrou algum osso?	Был ли у вас когда-нибудь перелом кости?
As suas articulações doem quando está frio?	Болят ли ваши суставы, когда холодно?
Quando é que a articulação dói?	Когда болят суставы?
Você tem rigidez matinal nas pernas?	Бывает ли у вас ощущение утренней тяжести в ногах?
Você tem tremor nas suas mãos?	Бывает ли у вас дрожь в руках?
Você tem uma doença muscular?	Есть ли у вас заболевание мышц?
Você tem uma doença óssea?	Есть ли у вас заболевание костей?

Psiquiatria e Medicina Psicossomática / **Психиатрия и психосоматическая медицина**

Como é que você chegou até nós?	Как вы добрались до нас?
Qual é o seu principal problema?	Какова ваша главная проблема?
Qual foi o gatilho?	Что спровоцировало это?
Quando é que começou?	Когда это началось?

Você está assustado?	Вы напуганы?
Você já pensou em se magoar?	Задумывались ли вы о причинении себе вреда?
Você já se sentiu deprimido / teve sentimentos de melancolia / teve sentimentos de desesperança com frequência?	Вы часто были в депрессии / испытывали чувство тоски / чувство безнадежности?
Você teve pouco interesse / prazer em atividades?	Есть ли у вас чувство потерянного интереса / удовольствия в вашей деятельности?
Você tem uma doença mental?	У вас есть психическое заболевание?
Que doença é que você tem?	Какое заболевание у вас есть?
Você já recebeu tratamento psiquiátrico?	Вы когда-нибудь проходили психиатрическое лечение?
Você vive em uma parceria?	У вас есть сожитель(ница)?
Onde você mora?	Где вы живете?
Você tem dívida monetária?	Есть ли у вас денежный долг?
Você já tentou se matar?	Вы когда-нибудь пытались покончить с собой?
Você pretende ferir a si próprio ou outros?	Планируете ли травмировать себя или других?
Por que motivo você tentou se matar?	Почему вы пытаетесь покончить с собой?
Você tem metal no seu corpo?	Есть ли металл в вашем теле?
Você tem alguma alergia?	Есть ли у вас аллергия на что-либо?
Você tem outras condições médicas?	У вас есть другие заболевания?

Existem quaisquer doenças psiquiátricas na sua família?	Есть ли психиатрические заболевания в вашей семье?
Você tem apetite?	Есть ли у вас аппетит?
Você tem problemas para dormir?	Бывают ли у вас проблемы со сном?
Você tem alterações de humor durante todo o dia?	Бывают ли у вас перепады настроения в течение дня?
Você sofre de um distúrbio sexual?	Страдаете ли вы от сексуального расстройства?
Como é que o seu peso mudou recentemente?	Как изменился ваш вес за последнее время?
Você fuma?	Вы курите?
Você bebe álcool?	Вы употребляете алкоголь?
Quanto?	Сколько?
Quais são os medicamentos que você toma?	Какие лекарства вы принимаете?
Qual é a dosagem?	В какой дозировке?
Que tipo de pessoa você é?	Какой вы человек?
Como você descreveria a si mesmo?	Как бы вы описали себя?
Você chora regularmente?	Часто ли вы плачете?
Os seus interesses sociais mudaram?	Изменились ли ваши социальные интересы?
Você tem dificuldade para se concentrar em conversas?	Есть ли у вас проблемы с концентрацией внимания в разговорах?
Você sente-se perseguido?	Вы чувствуете себя преследуемым?
Você ouve vozes que outros não ouvem?	Слышите ли вы голоса, которые другие не слышат?

Você tem medo de espaços apertados?	Вы боитесь ограниченного пространства?

Neurologia | **неврология**

Você tem alguma doença neurológica?	Есть ли у вас какие-либо неврологического заболевания?
São conhecidos na sua família distúrbios neurológicos?	Есть ли в вашей семье неврологические расстройства?
Quando é que os sintomas começaram?	Когда начались симптомы?
Os sintomas começaram de forma aguda, furtiva, durante o esforço ou em repouso?	Симптомы начались остро, принапряжении или в покое?
Os sintomas estão a aumentar?	Усиливаются ли симптомы?
Os sintomas estão a diminuir?	Уменьшаются ли симптомы?
Os sintomas são irregulares?	Являются ли симптомы нерегулярными?
Você tem vertigens?	Бывает ли у вас головокружения?
Como são as vertigens?	Как вы себя чувствуете при головокружении?
Os sintomas ocorrem durante o exercício, movimento ou espontaneamente?	Возникают ли симптомы во время занятий спортом, в движении или спонтанно?
Você tem uma doença mental?	Есть ли у вас психическое заболевание?
Você tem condições médicas internas?	Есть ли у вас заболевания каких-либо внутренних органов?
Esta condição médica foi tratada anteriormente?	Лечилось ли это заболевание ранее?
Como é que a convulsão se parece?	Как протекает припадок?

Ambos os lados do corpo são afetados?	Поражаются ли обе стороны тела?
Houve um golpe na cabeça?	Была ли травма головы?
Os olhos voltam-se?	Было ли косоглазие?
Quanto tempo durou a convulsão?	Как долго длился приступ?
Com que regularidade houve convulsões?	Как часто были судороги?
Existe febre?	Есть ли температура?
Houve vómito?	Была ли рвота?
Existe sensibilidade à luz?	Есть ли чувствительность к свету?
Qual é a sua impressão geral da criança?	Как вы оцениваете общее состояние ребенка?
Os sintomas ocorreram anteriormente?	Возникали ли такие симптомы ранее?
O que você pensou quando viu a criança com estes sintomas?	Что вы подумали, когда увидели ребенка с этими симптомами?
Existem outras doenças ou sintomas?	Есть ли какие-либо другие заболевания или симптомы?
Alguma medicação é tomada regularmente?	Принимаются ли какие-либо лекарства регулярно?
Medicação já está a ser administrada?	Были ли введены какие-либо лекарства?
Outros membros da família têm convulsões?	Страдают ли припадками другие члены вашей семьи?
Você tem um certificado de vacinação?	Есть ли у вас справка о прививках?
Você tem um boletim de saúde?	Есть ли у вас медицинская карта?

Você perdeu a sensação nesta área?	Бывает ли у вас потеря чувствительность в этой области?
Você tem problemas de visão?	Есть ли у вас проблемы со зрением?
Você tem distúrbios sensoriais?	Есть ли у вас нарушения чувствительности?
Está a ter dificuldades em andar?	Есть ли у вас проблемы при ходьбе?
Por favor, pressione contra a minha mão.	Пожалуйста, надавите на мою руку.
Você tem problemas com o sabor?	Есть ли у вас проблемы со вкусвыми рецепторами?
Você tem problemas com a audição?	Есть ли у вас проблемы со слухом?
Você tem problemas em manter o seu equilíbrio?	Есть ли у вас проблемы с координацией?
Você tem problemas com a sua memória?	Есть ли у вас проблемы с памятью?

História da dor — **История боли**

Você tem dor?	Вам больно?
Você é afetado pela dor na vida quotidiana?	Ощущаете ли вы какую-либо боль в повседневной жизни?
Com que regularidade você tem dor?	Как часто вы ощущаете боль?
Quão forte é a sua dor em uma escala de zero a dez, se zero significa sem dor?	Насколько сильна ваша боль по шкале от нуля до десяти, если ноль – отсутсвие боли?
A dor é dependente da hora do dia?	Зависит ли боль от времени суток?
Como é que a dor foi desencadeada?	Чем провоцируется боль?

Desde quando?	С каких пор?
Quão forte?	Как сильно?
Como é que a dor se parece?	Как проявляется боль?
A dor é constante ou curta?	Является ли боль постоянной или коротковременной?
A dor alterou-se ou mudou recentemente?	Переместилась или изменилась ли боль за последнее время?
A dor irradia para outras áreas do corpo?	Отдает ли боль в другие областях тела?
Houve um trauma ou um impacto violento?	Была ли травма или сильный удар?
Você já foi operado?	Вы когда-нибудь делали операцию?
Você tem febre?	У вас есть температура?
Você tem vómitos ou náuseas?	Есть ли у вас рвота или тошнота?
Você tosse?	Есть ли у вас кашель?
Você tem alterações na pele?	Есть ли у вас изменения кожного покрова?
Quando é que você comeu?	Когда вы ели?
Quanto é que você comeu?	Сколько вы съели?
O que é que você comeu?	Что вы ели?
Quando foi o seu último movimento do intestino?	Когда была последняя дефекация?
Você já teve diarreia?	Была ли у вас диарея?
Como eram a cor e o cheiro?	Какой был цвет и запах?
Quando é que você urinou pela última vez?	Когда вы мочились в последний раз?
Doeu quando você urinou?	Были ли боль при мочеиспускании?

Qual é a cor e cheiro da urina?	Какой цвет и запах мочи?
Atualmente, você tem o seu período menstrual?	Есть ли у вас в настоящее время менструация?
Você tem alergias ou intolerâncias?	Есть ли у вас аллергия или какая-либо непереносимость?
Você tem outras doenças?	Есть ли у вас другие заболевания?
Você está a tomar alguma medicação?	Принимаете ли вы какие-либо лекарства?
Medicação foi administrada hoje?	Принимали ли вы какие-либо лекарства сегодня?
Você tem dor nesta área do seu corpo?	Есть ли у вас боли в этой области тела?

História Social

Социальная история

Qual é o o seu nome?	Как вас зовут?
Quantos anos você tem?	Сколько вам лет?
Qual é o seu sexo?	Ваш пол?
Qual é o seu estado civil?	Каково ваше семейное положение?
Com quem você vive junto?	С кем вы живете?
Qual é o seu nível mais elevado de escolaridade?	Ваше образование?
Qual é a sua profissão aprendida?	Какая у вас профессия?
O que é que você faz profissionalmente?	Кем вы работаете?
Onde é que você trabalha?	Где вы работаете?
Quantas horas é que você trabalha por semana?	Сколько часов в неделю вы работаете?
Desde quando é que você não pode trabalhar?	С каких пор вы не можете работать?

Por que motivo você não pode trabalhar?	Почему вы не можете работать?
Você está aposentado?	Вы на пенсии?
Você tem dinheiro suficiente?	Есть ли у вас достаточно средств?
Você está atualmente doente?	Больны ли вы в настоящее время?
Você pratica desporto?	Занимаетесь ли вы спортом?
Que desporto você está a praticar?	Каким вид спорта вы занимаетесь?
Quais são os seus passatempos?	Какие у вас хобби?

Exame físico

Физические методы медицинской диагностики

Entre.	Войдите.
Quero examinar você.	Я хочу осмотреть вас.
Vou dar-lhe uma agulha intravenosa.	Я сделаю вам укол внутривенно.
Por favor, deite-se.	Пожалуйста, ложитесь.
Por favor, levante-se.	Пожалуйста, встаньте.
Por favor, abra a sua boca.	Пожалуйста, откройте рот.
Por favor, dispa-se.	Пожалуйста, раздевайтесь.
Relaxe.	Расслабьтесь.
Respire profundamente.	Глубоко дышите.
Por favor, segure a sua respiração.	Пожалуйста, не задерживайте дыхание.
Tussa fortemente.	Сильно покашляйте.
Por favor, faça o seguinte movimento.	Пожалуйста, сделайте следующее движение.

Por favor, olhe para o meu dedo.	Пожалуйста, посмотрите на мой палец.
Por favor, mostre-me a parte do seu corpo.	Пожалуйста, покажите мне часть тела.
Por favor, feche os seus olhos.	Пожалуйста, закройте глаза.
Eu quero tomar o pulso.	Я хочу проверить пульс.
Eu quero medir a pressão arterial.	Я хочу измерить кровяное давление.
Eu quero medir a temperatura.	Я хочу измерить температуру.
Estenda a sua língua.	Покажите язык.
Empurre contra a minha mão.	Нажмите на мою руку.
Pressione a minha mão.	Надавите на мою руку.
Boa noite.	Доброй ночи.

Portugués	Árabe
Emergências	**حالات الطوارئ**
Ajuda	مساعدة
Você precisa de ajuda?	هل تحتاج مساعدة؟
Existe um risco para os ajudantes?	هل هناك خطر على المساعدين ؟
Obter ajuda.	احصل على مساعدة.
Chame um médico.	اتصل بالطبيب.
Chame a polícia.	اتصل بالشرطة.
Chame os bombeiros.	اتصل بالمطافئ.
Onde é o próximo hospital?	أين توجد أقرب مستشفى لتالي؟
Existe uma emergência?	هل هناك حالة طارئة؟
O que aconteceu?	ماذا حدث؟
Onde é que isso aconteceu?	أين حدث هذا؟
Quando é que isso aconteceu?	متى حدث ذلك؟
Qual foi o gatilho?	ماذا كان العامل المسبب ؟
Há alguma informação médica importante sobre a pessoa afetada?	هل هناك أي معلومات طبية هامة حول الشخص المصاب؟
Quais são os sintomas?	ما هي الاعراض؟
Existe dor no peito?	هل هناك ألم في الصدر؟
Quantas pessoas estão feridas?	كم عدد المصابين ؟
A pessoa tem alergias?	هل الشخص لديه حساسية ؟
A pessoa afetada está a tomar medicação para diluir o sangue?	هو المصاب يتناول دواء لمنع تخثر الدم؟

A pessoa afetada está a tomar medicação?	هل يتناول المصاب أدوية؟
Existe medicação de emergência?	هل هناك أدوية طوارئ؟
Foram tomadas drogas ilegais?	هل تم تناول عقاقير؟
A pessoa foi operada recentemente?	هل أجريت للشخص عمليات جراحية في الآونة الأخيرة؟
Quando é que a pessoa comeu pela última vez?	متى تناول الشخص الطعام آخر مرة؟
O que foi comido?	ماذا أكل؟
Como chegou ao evento?	كيف تتطور الأمر إلى هذا الحدث؟
O que aconteceu imediatamente antes?	ما ذا كان يحدث قبل ذلك مباشرة؟
A pessoa afetada tem alguma doença?	هل يعاني الشخص المصاب من أي أمراض؟
A pessoa afetada é diabética?	هل الشخص المصاب مريض بالسكر؟
A pessoa afetada tem uma doença metabólica?	هل يعاني الشخص المصاب من أمراض في التمثيل الغذائي؟
A pessoa afetada tem uma doença cardíaca?	هل يعاني الشخص المصاب من مرض القلب؟
Qual foi o gatilho?	ماذا كان العامل المسبب؟
A pessoa tem fatores de risco médico?	هل الشخص لديه عوامل خطر طبي؟
Declarações Úteis	تصريحات مفيدة
Olá	مرحبا
O meu nome é	اسمي
Qual é o seu nome?	ما اسمك؟
Não tenha medo.	لا تخافوا.
Eu quero ajudar-lhe.	اريد مساعدتك.

Entre.	‫ادخل.‬
Por favor, fale lentamente.	‫من فضلك تحدث ببطء.‬
Repita, por favor.	‫من فضلك كرر هذا.‬
Eu não compreendo isso.	‫انا لا افهم ذلك.‬
Sim	‫نعم فعلا‬
Não	‫لا‬
Possivelmente	‫ربما‬
Eu não sei.	‫لا أدري، لا أعرف.‬
Obrigado	‫شكرا لكم‬
Adeus	‫وداعا‬
Amanhã	‫غدا‬
Hoje	‫اليوم‬
Ontem	‫في الامس‬
Eu preciso de ajuda.	‫انا بحاجة الى مساعدة.‬
Eu preciso de um médico.	‫أحتاج إلى طبيب.‬
Você concorda?	‫هل توافق؟‬
Emergência	‫حالة طوارئ‬
Acidente	‫حادث‬
Fogo	‫نار‬
Sem problemas	‫ليس هناك أي مشكلة‬
Eu estou doente.	‫انا مريض.‬
Eu sou saudável.	‫أنا بصحة جيدة.‬
Eu preciso	‫احتاج‬

Eu gostaria	أود
Você tem que	عليك أن
Você tem perguntas?	هل لديك أسئلة؟
Eu tenho um problema.	لدي مشكلة.
Eu tenho dor.	لدي ألم.
Eu preciso de medicação.	أحتاج إلى دواء.
Onde é o próximo hospital?	أين توجد أقرب مستشفى ؟
Eu volto já.	سوف أعود قريبا.
Relaxar.	الاسترخاء.
Aqui	هنا
Lá	هناك
polícia	شرطة
Zero	صفر
Um	واحد
Dois	اثنان
Três	ثلاثة
Quatro	أربعة
Cinco	خمسة
Seis	ستة
Sete	سبعة
Oito	ثمانية
Nove	تسعة
Dez	عشرة

segundos	ثواني
minutos	دقائق
horas	ساعات
dias	أيام
semanas	أسابيع
meses	شهور
anos	سنوات
pessoas	اشخاص

Enfermagem · تمريض

Olá, eu serei o seu enfermeiro e o meu nome é	مرحبا، أنا مقدم الرعاية الخاص بك واسمي
Qual é o seu nome?	ما اسمك؟
Quantos anos você tem?	كم عمرك؟
Que línguas você fala?	ماهي اللغات التي تتحدث بها؟
Você fala o meu idioma?	هل تتحدث لغتي؟
Por favor, sente-se.	من فضلك اجلس.
Por favor, levante-se.	من فضلك قف.
respirar	شهيق
exalar	زفير
Eu quero ajudar-lhe.	اريد أن أساعدك.
Como você está?	كيف حالك؟
Por que motivo você está aqui?	لماذا أنت هنا؟
Quão forte é a sua dor em uma escala de zero a dez, se zero significa sem dor?	مدى قوة الألم على نطاق من صفر إلى عشرة، إذا الصفر يعني عدم وجود الألم؟

Você precisa de ajuda?	هل تحتاج مساعدة؟
Você precisa de ajuda com a alimentação?	هل تحتاج إلى مساعدة عند تناول الطعام؟
Você precisa de ajuda com a higiene pessoal?	هل تحتاج إلى مساعدة مع النظافة الشخصية؟
Você precisa de ajuda, se você precisar de usar a casa de banho?	هل تحتاج إلى المساعدة، إذا كنت بحاجة إلى استخدام المرحاض؟
Precisa de ajuda para se vestir?	هل تحتاج إلى مساعدة عند ارتداء الملابس؟
Você pode andar?	هل يمكنك المشي؟
Você tem alguma alergia a medicamentos?	هل لديك أي حساسية من الأدوية؟
Quais as doenças que você tem?	ما هي الأمراض التي تعاني منها؟
Você tem dor?	هل لديك ألم؟
Você precisa de analgésicos?	هل تحتاج إلى المسكنات؟
Você precisa de comprimidos para dormir?	هل تحتاجون إلى الحبوب المنومة؟
Está com fome?	هل انت جوعان؟
Onde dói?	أين موضع الألم؟
A dor tornou-se mais forte?	هل الألم يصبح أقوى؟
Desde quando é que você tem estes sintomas?	منذ متى كان لديك هذه الأعراض؟
Você está grávida?	هل انت حامل؟
Você tem náuseas?	هل لديك غثيان؟
Você está a tomar alguma medicação?	هل تتناول أي أدوية؟
Você precisa de medicação?	هل تحتاج إلى علاج؟
Você esteve anteriormente no hospital?	هل تم تنويمك سابقا في المستشفى؟

Você já esteve na sanita?	هل كنت تستخدم المرحاض؟
Você gostaria de ir à casa de banho?	هل ترغب في الذهاب إلى الحمام؟
Eu quero lavar-lhe.	أريد أن أغسل لك.
Eu quero mover-lhe.	أريد أن أحركك.
Eu quero tomar o pulso.	وأود أن أخذ النبض.
Eu quero medir a pressão arterial.	أريد قياس ضغط الدم.
Eu quero medir a temperatura.	أريدقياس الحرارة.
Eu quero ver o curativo.	أريد أن أرى الضمادة.
Vamos ver você regularmente.	وسوف أحضر لرؤيتك بشكل منتظم.
Por favor, tome estes medicamentos.	يرجى أخذ هذه الأدوية.
Pressione o botão se você precisar de ajuda.	اضغط على الزر إذاكنت بحاجة إلى مساعدة.
Peça ajuda antes de se levantar.	اتصل للحصول على المساعدة قبل أن تنهض.
Vou dar-lhe uma injeção.	سأعطيك حقنة.
Precisa de algo mais?	هل تحتاج إلى شيء آخر؟
Boa noite	تصبح على خير
Desejo-lhe boa sorte.	أتمنى لك الحظ الجيد.

História Médica Geral — **التاريخ الطبي العام**

Olá, eu sou o seu médico e meu nome é	مرحبا، أنا الطبيب واسمي
Qual é a sua profissão?	ما مهنتك؟
Onde é que você trabalha?	أين تعمل؟
Por que razão você veio até nós?	لماذا أتيت لنا؟

Quais são os seus sintomas?

ما هي الأعراض؟

Desde quando é que você tem esses sintomas?

منذ متى كان لديك هذه الأعراض؟

Qual é o seu nome?

ما اسمك؟

Quantos anos você tem?

كم عمرك؟

Qual é a sua altura e qual é o seu peso corporal?

كم طولك وما وزن جسمك؟

Você está ferido?

هل تأذيت؟

Você está doente?

هل انت مريض؟

Você já foi operado?

هل سبق أن أجريت لك عملية جراحية؟

Você tem alergias?

هل لديك حساسية؟

Você tem náuseas ou quer vomitar?

هل لديك غثيان أو رعشة؟

Você tem outras doenças?

هل لديك أمراض أخرى؟

Você tem dor?

هل لديك الم؟

Você está a tomar alguma medicação?

هل تتناول أي أدوية؟

Você esteve no estrangeiro nos últimos seis meses?

هل كنت في الخارج في الأشهر الستة الماضية؟

Quais são as vacinas que você tem?

ما هي التطعيمات التي حصلت عليها؟

Como é que as suas fezes se parecem?

كيف يبدو برازك؟؟

O que você comeu nos últimos dias?

ماذا كنت تأكل في الأيام الماضية؟

Você tem febre?

هل لديك حمى؟

Você perdeu, de forma não intencional, peso nos últimos seis meses?

هل فقدت وزنك دون قصد في الأشهر الستة الماضية؟

Você transpira tanto que tem de mudar de roupa durante as noites?	هل تتعرق كثيرًا حتى تضطر إلى تغيير الملابس أثناء الليل؟
Existem quaisquer doenças na sua família próxima?	هل هناك أمراض في أفراد أسرتك؟
Existem doenças genéticas na sua família?	هل هناك أمراض وراثية في العائلة؟
Você fuma?	هل تدخن؟
Você bebe álcool?	هل تشرب الخمر؟
Você está sexualmente ativo?	هل أنت نشط جنسيا؟
Você está grávida?	هل انت حامل؟
Você toma drogas?	هل تتعاطى المخدرات؟
Você tem um vício?	هل لديك إدمان؟
Você pratica desporto?	هل تمارس الرياضة؟
Você tem parentes que podem ajudá-lo?	هل لديك أقارب يمكنهم مساعدتك؟
Você tem alguma deficiência?	هل عندك أية إعاقات؟
Qual é o seu número de telefone?	ما هو رقم هاتفك؟
Qual é o médico que lhe mandou aqui?	أي طبيب أرسلك إلي هنا؟
Quem é o seu médico de família?	من هو طبيب عائلتك؟
Existem quaisquer doenças no seu ambiente?	هل هناك أمراض في البيئة الخاصة بك؟
Você tem contacto com animais?	هل لديك اتصال مع الحيوانات؟
Você trabalha com alimentos?	هل تعمل في مجال الطعام؟
Quais são os seus passatempos?	ما هي هواياتك؟
Você tem contacto com substâncias tóxicas?	هل لديك اتصال مع المواد السامة؟

Você tomou quaisquer medicamentos antes do início dos sintomas?	هل تناولت أي أدوية قبل بدء الأعراض؟
Você viajou recentemente?	هل سافرت مؤخرا؟
Para onde é que você viajou?	اين سافرت؟
Por quanto tempo você viajou?	منذ متى سافرت؟
Quando é que você viajou?	متي سافرت؟
O que é que você fez na sua viagem?	ماذا فعلت في رحلتك؟
Você teve contacto com a população local?	هل كان لديك اتصال مع السكان المحليين؟
Você está a sofrer de tuberculose?	هل تعاني من مرض السل؟
Você tem HIV ou AIDS?	هل لديك فيروس نقص المناعة البشرية أو الإيدز؟
Se você tem hepatite?	إذا كان لديك التهاب الكبد؟
Você tem contacto com os imigrantes?	هل لديك اتصال مع المهاجرين؟
Você é homossexual?	هل أنت مثلي الجنس؟
Medicina Interna	الطب الباطني
Quais são os sintomas atuais?	ما هي الأعراض الحالية؟
Por favor, descreva os seus sintomas.	يرجى وصف الأعراض الخاصة بك.
Quando é que os sintomas começaram?	متى تبدأ الأعراض في الظهور؟
Como foi o curso dos sintomas?	كيف كان مسار الأعراض؟
Qual foi a intensidade dos sintomas?	ما هي شدة الأعراض؟
Houve um gatilho para os sintomas?	كان هناك عوامل تثير أعراض؟

Como é a sua respiração?	كيف حال تنفسك؟
Quando foi feito o diagnóstico?	متى تم التشخيص؟
Como foi a evolução da doença até agora?	كيف كان مسار المرض حتى الآن؟
Qual foi a frequência de ataques anteriores?	ما هو تواتر الهجمات السابقة؟
Houve um agravamento da doença?	هل كان هناك تفاقم للمرض؟
Foi efetuado um teste?	هل تم عمل اختبار؟
Há algum tipo de alergia?	هل هناك أي نوع من الحساسية؟
Quais são os sintomas da alergia?	ما هي أعراض الحساسية؟
Quantas vezes você tem sintomas de alergia?	كم مرة تظهر أعراض الحساسية لديك؟
A alergia já foi examinada por um médico?	هل سبق أن تم فحص الحساسية بواسطة الطبيب؟
Os medicamentos foram administrados?	هل تم تعاطي المخدرات؟
Você tem um inalador?	هل لديك جهاز استنشاق؟
Você toma medicação de forma regular?	هل تناول الدواء على أساس منتظم؟
Esses sintomas já ocorreram no passado?	هل حدثت هذه الأعراض بالفعل في الماضى؟
Existe um boletim de saúde?	هل يوجد سجل صحي؟
Você tem um certificado de vacinação?	هل لديك شهادةلتطعيم؟
Você está assustado?	هل انت خائف؟
Desde quando existe febre?	منذ متى توجد حمى؟
Quão elevada é a febre?	ما مدى ارتفاع درجة الحرارة؟
Você está sonolento?	هل تشعر بالنعاس؟

Tem a atenção prejudicada?	هل ضعف الإنتباه؟
Como é o comportamento ao nível da bebida?	كيف هو سلوك الشرب؟
Quando foi a última vez em que urinou?	متى كانت آخر مرة التبول؟
Como era a cor e cheiro da urina?	كيف كان لون ورائحة البول؟
Existe diarreia?	هل هناك إسهال؟
Existe obstipação?	هل هناك إمساك؟
Ocorreu perda de peso?	هل حدث فقدان الوزن ؟
Qual era o peso antes da doença?	كم كان الوزن قبل المرض؟
Houve contacto com pessoas doentes?	هل كان هناك اتصال مع المرضى؟
Você já teve esses sintomas anteriormente?	هل كان لديك هذه الأعراض من قبل؟
Há pessoas doentes na família?	هل هناك مرضى في العائلة؟ هل هناك مرضى في العائلة؟
Você tem azia?	هل لديك حرقة؟
Você tem dor abdominal?	هل لديك ألم في البطن؟
Você tem diarreia?	هل لديك إسهال ؟
Como é a sua nutrição?	ما هي التغذية الخاصة بك ؟
Você tem quaisquer outras condições médicas?	هل لديك أي ظروف طبية أخرى؟
Você toma antibióticos?	هل تناول المضادات الحيوية؟
Você notou mudanças físicas durante a ingestão de certos alimentos?	هل يمكنك ملاحظة التغيرات الجسدية خلال تناول بعض الأطعمة؟
Como é o desenvolvimento dos sintomas?	كيفتتطور الأعراض؟

Você tem dor?	هل لديك الم؟
Você tem febre?	هل لديك حمى؟
Você sente-se fraco?	هل تشعر بالضعف؟
Você tem náuseas?	هل لديك غثيان؟
Você vomitou?	هل لديك قيء؟
Existe descoloração das fezes ou da urina?	هل هناك تغير في لون البراز أو البول؟
O seu peso mudou nos últimos tempos?	هل تغير وزنك في الآونة الأخيرة؟
Quais as doenças que você teve no passado?	ما هي الأمراض كان التي عانيت منها في الماضي؟
Você toma drogas ilegais?	هل تتناول عقاقير غير مشروعة؟
Você esteve em outros países ultimamente?	هل كنت في دول أخرى مؤخرًا؟
Você bebe álcool?	هل تشرب الخمر؟
Você está a tomar alguma medicação?	هل تتناول أي أدوية؟
Você já recebeu transfusões de sangue?	هل سبق لك أن تلقيت عمليات نقل الدم؟
A sua cor de pele mudou?	تغير لون بشرتك؟
Você bebe café?	هل تشرب القهوة؟
Você toma laxantes?	هل تأخذ الملينات؟
Você come de forma saudável?	هل تأكل طعام صحي؟
Por favor, mostre-me a parte do corpo.	أرجو أن تريني جزء من الجسم.
Existem quaisquer problemas ou anormalidades no rim ou nos órgãos urinários?	هل هناك أي مشاكل أو خلل في الكلى أو الجهاز البولي؟

Cirurgia

Temos de operar.

Não tenha medo.

Você recebeu tratamento médico ultimamente?

Você está a tomar alguma medicação?

Você tem um distúrbio de sangramento?

Você tem alguma alergia?

Você tem alguma doença infeciosa?

Você tem uma doença cardiovascular ou circulatória?

Você tem uma doença no trato respiratório ou nos pulmões?

Você tem uma doença no sistema digestivo?

Você tem uma doença metabólica?

Você tem um distúrbio do sistema nervoso?

Você tem um glaucoma?

Você tem outras doenças?

Você já teve um tumor?

Você já teve alguma doença ocular?

A sua tireoide está doente?

العملية الجراحية

مضطرين لإجراء عملية جراحية.

لا تخافوا.

هل تلقيت العلاج الطبي في الآونة الأخيرة؟

هل تتناول أي أدوية؟

هل لديك اضطرابات نزفية؟

هل لديك حساسية؟

هل لديك مرض معدي ؟

هل لديك أمراض في القلب أو الدورة الدموية؟

هل لديك مرض في الجهاز التنفسي أو الرئتين؟

هل لديك مرض في الجهاز الهضمي؟

هل لديك اضطراب في التمثيل الغذائي؟

هل لديك اضطراب في الجهاز العصبي؟

هل لديك جلوكوما؟

هل لديك أية أمراض أخرى؟

هل سبق لك أن أصبت بورم؟

هل كان لديك أي أمراض في العيون؟

هل لديك اعتلال في الغدة الدرقية؟

Você já foi operado anteriormente?	هل أجريت لك عمليات جراحية بها؟
Existe algum implante no corpo?	هل هناك أي أعضاء مزروعة في الجسم؟
Você tem dentes falsos?	هل لديك أسنان اصطناعية؟
Você já teve uma oclusão vascular?	هل سبق أن أصبت بانسداد في الأوعية الدموية؟
Você já teve dificuldades na cicatrização de feridas?	هل سبق لك أن عانيت من التئام الجروح؟
Você poderá estar grávida?	هل يمكن أن تكون حاملا؟
Você já foi vacinado contra o tétano?	هل تم تطعيمهم ضد التيتانوس؟

Anestesiologia   التخدير

Quantos anos você tem?	ما عمرك؟
Qual é a sua altura?	ما طولك؟
Qual é o seu peso corporal?	ما هو وزن الجسم؟
Você é um homem ou uma mulher?	هل أنت رجل أم امرأة؟
O que é que você faz profissionalmente?	ماذا تعمل؟
Você teve uma infeção nas últimas quatro semanas?	هل أصابتك عدوى في الأسابيع الأربعة الماضية؟
Se sim, qual?	إذا كانت الإجابة بنعم، ما هي؟
Você já teve uma doença infeciosa, como HIV ou tuberculose?	هل سبق لك أن تعرضت لأي مرض معدي مثل فيروس نقص المناعة البشرية أو مرض السل؟
Você recebeu tratamento médico ultimamente?	هل تلقيت علاج طبي في الآونة الأخيرة؟
Você está a tomar medicação regularmente?	هل تتناول الدواء بانتظام؟

Você já foi operado?	هل سبق لك أن أجريت لك عمليات جراحية؟
Você já recebeu uma anestesia geral, anestesia regional ou anestesia local?	هل سبق لك أن تلقيت تخديرًا عامًا أو تخديرًّناحي أو تخديراً موضعياً؟
Já existiram problemas relacionados com anestesia na família próxima?	هل كانت هناك مشاكل تتعلق بالتخدير في العائلة المقربة؟
Você ou seus parentes têm predisposição para febre alta durante ou após a anestesia?	هل أنت أو أقاربك لدكم الاستعداد لارتفاع في درجة الحرارة أثناء أو بعد التخدير؟
Existe uma tendência de náuseas ou vómitos?	هل لديك شعور بالغثيان أو القيء؟
Você já recebeu uma transferência de sangue ou de componentes de sangue?	هل سبق لك أن تلقيت نقل الدم أو مكونات الدم؟
Existe alguma alergia, como a febre do feno ou asma alérgica ou intolerância de certas substâncias?	هل هناك حساسية مثل حمى القش أو الربو التحسسي أو عدم تحمل بعض المواد؟
Ocorre falta de ar durante o exercício físico?	هل يحدث ضيق التنفس أثناء ممارسة الرياضة البدنية؟
Existe alguma doença respiratória ou de pulmão?	هل هناك أمراض في الجهاز التنفسي أو الرئة؟
Existe ronco noturno pesado, apneia do sono ou paralisia das cordas vocais ou paralisia diafragmática?	هل هناك شخير كثيف ليلا، توقف التنفس أثناء النوم أو شلل في الأحبال الصوتية أو شلل في الحجاب الحاجز؟
Você sofre de uma doença vascular?	هل تعاني من أمراض الأوعية الدموية؟
Você já teve uma oclusão vascular por coágulos de sangue?	هل سبق لك أن حدث لك انسداد الأوعية الدموية عن طريق جلطات الدم؟

Você ou um membro da sua família têm uma maior tendência para sangrar?	هل أنت أو أحد أفراد عائلتك لديه ميل متزايد للنزف؟
Você tem um distúrbio do sistema digestivo?	هل لديك اضطراب في الجهاز الهضمي؟
Você sofre de azia?	هل تعاني من حرقة؟
Existe uma doença do fígado, vesícula biliar ou das vias biliares?	هل هناك أمراض الكبد، المرارة أو القنوات الصفراوية؟
Existe doença ou anormalidade no rim ou órgãos urinários?	هناك مرض أو خلل في الكلى أو الجهاز البولي؟
Você tem uma doença metabólica, como gota ou diabetes?	هل لديك أمراض التمثيل الغذائي مثل مرض النقرس أو داء السكري؟
Existe um distúrbio da tireoide?	هناك تعاني من اضطراب في الغدة الدرقية؟
Existe uma doença do músculo, ou desordem esquelética?	هل هناك مرض في العضلات، أو اضطراب الهيكل العظمي؟
Existe um distúrbio do sistema nervoso?	هل هناك اضطراب في الجهاز العصبي؟
Existe alguma doença ocular?	هل هناك أي أمراض في العيون؟
Existem outras doenças?	هل هناك أي أمراض أخرى؟
Há alguma condição especial dos dentes?	هل هناك أي حالة خاص للأسنان؟
Existem implantes no corpo?	هل هناك أي عضو مزروع في الجسم؟
Você usa tabaco regularmente?	هل تستخدم التبغ بانتظام؟
Você bebe álcool regularmente?	هل تشرب الكحول بشكل منتظم؟
Você toma algum tipo de droga?	هل تأخذ أي أدوية؟

Ginecologia e Obstetrícia

Temos de operar.

Não tenha medo.

Nós não prejudicaremos o seu filho

Precisamos de realizar uma cesariana.

Quem mandou-lhe até nós?

Quem é o seu ginecologista?

Quem é o seu médico de família?

Qual é a razão para a sua visita?

Você tem condições médicas pré-existentes?

Você já foi operado?

Você fuma?

Você bebe álcool regularmente?

Você tem alergias?

Se sim, quais são as alergias?

Quando foi a sua última triagem do cancro?

Qual é a sua altura?

Qual é o seu peso corporal?

Quantas vezes você já engravidou?

A quantas crianças você já deu à luz?

وأمراض النساء والتوليد

مضطرين لإجراء جراحة

لا تخافوا.

نحن لن نضر طفلك

نحن بحاجة إلى إجراء عملية قيصرية.

من أرسلك لنا؟

من هو أخصائي أمراض النساءالخاص بك؟

من هو طبيب عائلتك؟

ما هو سبب زيارتك؟

هل لديك حالات طبية سابقة؟

هل سبق أن أجريت لك عملية جراحية؟

هل تدخن؟

هل تشرب الكحول بشكل منتظم؟

هل لديك حساسية؟

إذا كان الأمر كذلك، ما نوع حساسية؟

متى أجري آخر فحص لك الكشف عن سرطان ؟

ما طولك؟

ما وزن الجسم؟

كم عدد مرات الحمل لديك؟

كم عدد الأطفال الذين أنجبتهم؟

Houve quaisquer irregularidades no parto?	هل كانت هناك أي أمور غير طبيعية عند الولادة؟
Você está atualmente no seu período mentrual?	هل أنت حاليًا في فترة الحيض؟
Quando ocorreu o seu primeiro período menstrual?	متى حدثت الدورة الشهرية الأولى؟
Você tem dor antes ou durante o período menstrual?	هل لديك ألم قبل أو أثناء فترة الحيض؟
Quando foi a última vez que você teve o seu período menstrual?	متى كانت آخر مرة كان لديك الدورة الشهرية؟
Quando foi que ocorreu a sua menopausa?	متى حدثت سن اليأس؟
Você toma a pílula para controle de natalidade?	هل تأخذ تحديد النسل؟
Qual a medicação que você toma no momento?	ما هو الدواء الذي تتناوله في الوقت الحالي؟
Você toma quaisquer outras hormonas?	هل تأخذ أي هرمونات أخرى؟
Você já teve cancro de mama?	هل كان لديك سرطان الثدي؟
Você já teve cancro de ovário?	هل كان لديك سرطان المبيض؟
Você já teve cancro cervical?	هل كان لديك سرطان عنق الرحم؟
Você já teve cancro?	هل كان لديك السرطان؟
Você já teve outros cancros?	هل كان لديك أنواع أخرى من السرطان؟
Quanto tempo durou a gravidez em semanas?	ما هي مدة الحمل بالأسابيع؟
Você já teve um aborto espontâneo?	هل سبق لك أن تعرضت للإجهاض؟
Qual era a posição fetal?	ماذا كان وضع الجنين؟
Qual foi a duração e evolução do nascimento?	ما هي مدة ومسار الولادة؟

Houve alguma dificuldade ou complicações no nascimento?	كانت هناك أي صعوبات أو تعقيدات في الولادة؟
Como é que o líquido amniótico se parecia?	كيف كيف يبدو السائل الأمنيوسي؟ (السائل المحيط بالجنين)
Como foi o resultado APGAR?	كيف كان حرز أبغار؟ (مقياس للحالة البدنية للرضيع حديث الولادة.)
Quail foi o comprimento ao nascer, peso ao nascer e circunferência da cabeça no nascimento?	ما هو طول المولود ووزن المولود ومحيط الرأس عند الولادة؟
Quantas gravidezes você já teve incluindo a atual?	كم عدد حالات الحمل هل كان لديك بما في ذلك واحدة الحالي؟
Quantas crianças você tem, incluindo a presente?	كم عدد الأطفال لديك بما في ذلك هذا الطفل؟
Como foi o curso da gravidez?	كيف كان مسار الحمل؟
Você bebeu álcool durante a gravidez?	هل شربت الكحول خلال فترة الحمل؟
Você fumou durante a gravidez?	هل دخنت أثناء الحمل؟
Você consumiu drogas durante a gravidez?	هل تستهلك المخدرات أثناء الحمل؟
Você tomou medicação durante a gravidez?	هل تناولت الدواء أثناء الحمل؟
Houve alguma complicação durante a gravidez?	هل كانت هناك أي مضاعفات أثناء الحمل؟
Houve sangramento durante a gravidez?	هل كان هناك نزيف أثناء الحمل؟
Houve trabalho de parto prematuro durante a gravidez?	هل كان هناك المخاض قبل الأوان أثناء الحمل؟
Você tem outras doenças?	هل لديك أي أمراض أخرى؟
Você tem diabetes?	هل لديك مرض السكري؟
Que vacinação você já recebeu?	ماهي التطعيمات التي تلقيتها؟

Você teve uma infeção durante a gravidez?	هل كان لديك عدوى أثناء الحمل؟
Foi efetuado um teste para estreptococos B?	هل تم عمل اختبار البكتيريا العقدية B؟
Qual é o seu tipo de sangue e o seu fator Rhesus?	ما هي فصيلة دمك وعامل ريزوس لديك؟
Qual é o tipo de sangue do pai e o fator Rhesus do pai?	ما هي فصيلة دم الأب وعامل ريزوس للآب؟

Pediatria   **طب الأطفال**

Qual é a idade da criança?	كم عمر الطفل؟
Qual é o peso corporal da criança?	ما وزن جسم الطفل؟
Qual é a sua impressão sobre a criança?	ما هو انطباعك عن الطفل؟
Quanto desta substância foi consumida?	كم من هذه المادة تم استهلاكه؟
O comportamento da criança mudou?	هل تغير سلوك الطفل؟
Que substância foi tirada?	ما هي المادة التي تناولتها؟
Quando foi que a substância foi tirada?	متى تم تناول المادة؟
Que sintomas existem?	ما الأعراض الموجودة؟
Qual foi o peso do corpo no nascimento?	ما وزن الجسم عند الولادة؟
Qual era a altura da criança ao nascer?	ما طويل الطفل عند الولادة؟
Que doenças infantis você teve?	ما هي أمراض الأطفال التي عانيت منها؟
Quais são as vacinas que a criança levou?	ما هي التطعيمات حصل عليها الطفل؟
Existem quaisquer doenças crónicas?	هل هناك أي أمراض مزمنة؟

Como é que a criança se sente?	كيف يشعر الطفل؟
Desde quando existem esses sintomas?	منذ متى الأمر على هذه الأعراض؟
Com que regularidade ocorrem vómitos e diarreia durante o dia?	كم مرة يحدث القيء والإسهال خلال النهار؟
Como é o desenvolvimento dos sintomas?	كيف هي تطور الأعراض؟
Como é que o vómito se parece?	كيف يبدو القيء ؟
Como é que a diarreia se parece?	كيف يبدو للإسهال ؟
Quanto líquido bebia a criança?	ما مقدار السائل الذي يشربه الطفل؟
Como é o desenvolvimento do peso corporal desde o início dos sintomas?	كيف يتطور وزن الجسم منذ بداية الأعراض؟
Existem outros sintomas?	هل هناك أعراض أخرى؟
Existe febre?	هل هناك حمى؟
Existem quaisquer alergias alimentares conhecidas?	هل هناك أي حساسية غذائية معروفة؟
Foram ingeridos antibióticos antes dos sintomas?	هل تم أخذ المضادات الحيوية قبل ظهور الأعراض؟
Como foi o vómito?	كيف كان القيء؟
Quanto foi vomitado?	كم كان مقدار القيء؟
Quantas vezes foi vomitado?	عدد المرات القيء؟
O que foi que a criança comeu e bebeu?	ماذا الطعام الذي تناوله الطفل أو شربه؟
A criança vomitou?	هل حدث للطفل رعشة ؟
Quando é que a criança vomitou?	متى حدثت الرعشة للطفل؟
Como é que a criança come?	كيف يأكل الطفل؟
Quanto é que a criança bebeu?	ما مقدار ما شربه الطفل؟

Com que regularidade a diarreia ocorreu?	كم مرة حدث الإسهال؟
Houve alguma mudança nos sintomas?	هل كان هناك أي تغيير في الأعراض؟
A criança come?	هل يأكل الطفل؟
A criança ainda bebe?	هل لا يزال الطفل يشرب؟
Quão elevada é a febre?	ما مدى ارتفاع درجة الحرارة؟ ما مدى ارتفاع درجة الحرارة؟
Quando é que a febre começou?	متى بدأت الحمى؟
Quando é que a febre parou?	متى توقفت الحمى؟
A criança tem dor?	هل يعاني الطفل من ألم؟
A criança tem alguma alergia?	هل يعاني الطفل من أي نوع الحساسية؟
Existe algum medicamento tomado regularmente?	هل هناك أي دواء يؤخذ بانتظام؟
A medicação já foi administrada?	هل تم بالفعل تناول الدواء؟
Os sintomas já ocorreram no passado?	هل حدثت الأعراض بالفعل في الماضي؟
Existem outras pessoas doentes no ambiente social?	هل هناك مرضى آخرين في البيئة الاجتماعية؟
A criança esteve no estrangeiro recentemente?	هل سافر الطفا إلى الخارج في الآونة الأخيرة؟
São os irmãos atualmente saudáveis?	هل الأشقاء في صحة جيدة حاليا؟

Ortopedia طب العظام

Você obtém tratamento de que médicos?	من الذي يعالجك من الأطباء؟
Você tem alergias ou intolerâncias?	هل لديك أي حساسية أو عدم تحمل؟
Você toma medicamentos para diluir o sangue?	هل تتناول دواء لمنع تجلط الدم؟

Você tem um distúrbio de sangramento?	هل لديك اضطرابات نزفية ؟
Você já teve uma úlcera no estômago?	هل سبق لك أن أصبت بقرحة في المعدة؟
Você tem outras doenças?	هل لديك أي أمراض أخرى؟
Esta doença já foi tratada?	هل تم علاج هذا المرض بالفعل؟
Você já foi operado?	هل سبق أن أجريت لك عملية جراحية؟
Você tem implantes no corpo?	هل لديك أي عضو مزروع في الجسم ؟
Você tem qualquer metal no corpo?	هل لديك أي جزء معدني في الجسم؟
Você faz exercício?	هل تتمرن؟
Você já deslocou a articulação?	هل سبق أن حدث لك خلع في المفصل؟
Você já quebrou algum osso?	هل سبق أن حدث لك كسر في العظام؟
As suas articulações doem quando está frio?	هل تتأذي المفاصل لديك عندما يكون الجو باردا؟
Quando é que a articulação dói?	متى يصاب المفصل؟
Você tem rigidez matinal nas pernas?	هل تعاني من التيبس الصباحي في الساقين؟
Você tem tremor nas suas mãos?	هل لديك الهزة في يديك؟
Você tem uma doença muscular?	هل لديك مرض في العضلات؟
Você tem uma doença óssea?	هل تعاني من أمراض العظام؟

Psiquiatria e Medicina Psicossomática — الطب النفسي والطب النفسي

Como é que você chegou até nós?	كيف أتيت لنا؟
Qual é o seu principal problema?	ما هي مشكلتك الرئيسية؟
Qual foi o gatilho?	ماذا كان العامل المسبب؟
Quando é que começou?	متى بدأت؟

Você está assustado?	هل انت خائف؟
Você já pensou em se magoar?	هل فكرت في ايذاء نفسك؟
Você já se sentiu deprimido / teve sentimentos de melancolia / teve sentimentos de desesperança com frequência?	هل غالباً ما كنت تعاني من الاكتئاب / كانت لديك مشاعر حزن / كان لديك شعور باليأس؟
Você teve pouco interesse / prazer em atividades?	هل كان لديك القليل من الاهتمام / المتعة في الأنشطة؟
Você tem uma doença mental?	هل تعاني من مرض عقلي؟
Que doença é que você tem?	ما المرض الذي تعاني منه؟
Você já recebeu tratamento psiquiátrico?	هل سبق لك أن تلقيت علاج نفسي؟
Você vive em uma parceria?	هل نعيش في الشراكة؟
Onde você mora?	أين تعيش؟
Você tem dívida monetária?	هل لديك الديون النقدية؟
Você já tentou se matar?	هل سبق أن حاولت قتل نفسك؟
Você pretende ferir a si próprio ou outros?	هل تخطط لإيذاء نفسك أو الآخرين؟
Por que motivo você tentou se matar?	لماذا حاولت قتل نفسك؟
Você tem metal no seu corpo?	هل لديك أجزاء معدنية في جسمك؟
Você tem alguma alergia?	هل لديك أي نوع من الحساسية؟
Você tem outras condições médicas?	هل لديك ظروف طبية أخرى؟
Existem quaisquer doenças psiquiátricas na sua família?	هل هناك أي أمراض نفسية في عائلتك؟
Você tem apetite?	هل لديك شهية؟
Você tem problemas para dormir?	هل لديك مشكلة في النوم؟

Você tem alterações de humor durante todo o dia?	هل تعاني من تقلبات مزاجية طوال اليوم؟
Você sofre de um distúrbio sexual?	هل تعاني من اضطراب جنسي؟
Como é que o seu peso mudou recentemente?	كيف تغير وزنك في الآونة الأخيرة؟
Você fuma?	هل تدخن؟
Você bebe álcool?	هل تشرب الخمر؟
Quanto?	ما الكمية؟
Quais são os medicamentos que você toma?	ما هي الأدوية التي تأخذها؟
Qual é a dosagem?	ما هي الجرعة؟
Que tipo de pessoa você é?	أي نوع من الأشخاص أنت؟
Como você descreveria a si mesmo?	كيف تصف نفسك؟
Você chora regularmente?	هل تبكي بانتظام؟
Os seus interesses sociais mudaram?	هل تغيرت الإهتمامات الاجتماعية الخاصة بك؟
Você tem dificuldade para se concentrar em conversas?	هل لديك صعوبة في التركيز في المحادثات؟
Você sente-se perseguido?	هل تشعر باضطهاد؟
Você ouve vozes que outros não ouvem?	هل تسمع أصواتا لا يسمعها الآخرون؟
Você tem medo de espaços apertados?	هل تخاف من الأماكن الضيقة؟

Neurologia

علم الأعصاب

Você tem alguma doença neurológica?	هل تعاني من أي مرض عصبي؟
São conhecidos na sua família distúrbios neurológicos?	هل يوجد في عائلتك اضطرابات عصبية معروفة ؟
Quando é que os sintomas começaram?	متى تبدأ الأعراض في الظهور؟
Os sintomas começaram de forma aguda, furtiva, durante o esforço ou em repouso?	هلتظهر الأعراض بشكل حاد مع المجهود أو في الراحة؟
Os sintomas estão a aumentar?	هل تزداد الأعراض؟
Os sintomas estão a diminuir?	هل الأعراض تتناقص؟
Os sintomas são irregulares?	هل الأعراض غير منتظمة؟
Você tem vertigens?	هل لديك دوار؟
Como são as vertigens?	كيفتصف الدوار؟
Os sintomas ocorrem durante o exercício, movimento ou espontaneamente?	تحدث الأعراض أثناء ممارسة الرياضة والحركة أو من تلقاء أنفسهم؟
Você tem uma doença mental?	هل لديك مرض عقلي؟
Você tem condições médicas internas?	هل لديك ظروف صحية الداخلية؟
Esta condição médica foi tratada anteriormente?	هل تم علاج هذه الحالة الطبية من قبل؟
Como é que a convulsão se parece?	كيف تبدو نوبة الصرع؟
Ambos os lados do corpo são afetados?	هل كلا الجانبين من الجسم يتأثران؟
Houve um golpe na cabeça?	هل كانت هناك ضربة للرأس؟
Os olhos voltam-se?	هل تحولت العيون؟

Quanto tempo durou a convulsão?	متى كانت نوبة الصرع؟
Com que regularidade houve convulsões?	كم مرة كانت هناك نوبات صرع؟
Existe febre?	هل يوجد حمى؟
Houve vómito?	هل يوجد قيء؟
Existe sensibilidade à luz?	هل يوجد حساسية للضوء؟
Qual é a sua impressão geral da criança?	ما هو انطباعك العام عن الطفل؟
Os sintomas ocorreram anteriormente?	هل حدثت الأعراض من قبل؟
O que você pensou quando viu a criança com estes sintomas?	ما هو رأيك عندما رأيت الطفل مع هذه الأعراض؟
Existem outras doenças ou sintomas?	هل هناك أي أمراض أو أعراض أخرى؟
Alguma medicação é tomada regularmente?	هل أي دواء يؤخذ بانتظام؟
Medicação já está a ser administrada?	هل تم بالفعل تناول الدواء؟
Outros membros da família têm convulsões?	هل يعاني أفراد العائلة الآخرون من نوبات صرع؟
Você tem um certificado de vacinação?	هل لديك شهادة التطعيم؟
Você tem um boletim de saúde?	هل لديك سجل صحي؟
Você perdeu a sensação nesta área?	هل فقدت الشعور في هذا المجال؟
Você tem problemas de visão?	هل تعاني من مشاكل في الرؤية؟
Você tem distúrbios sensoriais?	هل تعاني من اضطرابات حسية؟
Está a ter dificuldades em andar?	هل توجد صعوبة في المشي؟

Por favor, pressione contra a minha mão.	يرجى الضغط على يدي.
Você tem problemas com o sabor?	هل لديك أي مشاكل في التذوق؟
Você tem problemas com a audição?	هل تعاني من مشاكل مع السمع؟
Você tem problemas em manter o seu equilíbrio?	هل تعاني من مشاكل في حفظ رصيدك؟
Você tem problemas com a sua memória?	هل تعاني من مشاكل في الذاكرة ؟
História da dor	**تاريخ الألم**
Você tem dor?	هل لديك الم؟
Você é afetado pela dor na vida quotidiana?	هل يأثر الألم في الحياة اليومية؟
Com que regularidade você tem dor?	كم مرة تعاني من الألم؟
Quão forte é a sua dor em uma escala de zero a dez, se zero significa sem dor?	ما مدى قوة الألم على نطاق من صفر إلى عشرة، إذا الصفر يعني عدم وجود الألم؟
A dor é dependente da hora do dia?	هل الألم يحدث في وقت معين من اليوم؟
Como é que a dor foi desencadeada?	ما هو المسبب للألم؟
Desde quando?	منذ متى؟
Quão forte?	ما مدى قوته؟
Como é que a dor se parece?	كيف يمكن للألم يشعر وكأنه؟
A dor é constante ou curta?	هلالألم ثابت أم قصيرة؟
A dor alterou-se ou mudou recentemente?	هل تحرك الألم أو تغير مؤخّرًا؟
A dor irradia para outras áreas do corpo?	هل الألم يشع إلى مناطق أخرى من الجسم؟

Houve um trauma ou um impacto violento?	هل كانت هناك صدمة أو أثر عنيف؟
Você já foi operado?	هل سبق أن أجريت عملية جراحية؟
Você tem febre?	هل تعاني من الحمى؟
Você tem vómitos ou náuseas?	هل تعاني ما القيء أو الغثيان؟
Você tosse?	هل تعاني من السعال؟
Você tem alterações na pele?	هل تعاني من تغيرات في الجلد؟
Quando é que você comeu?	متى أكلت؟
Quanto é que você comeu?	ما الكمية التي اكلتها؟
O que é que você comeu?	ماذا اكلت؟
Quando foi o seu último movimento do intestino?	متى كانت آخر مرة تحدث فيها حركة الأمعاء؟
Você já teve diarreia?	هل كان لديك الإسهال؟
Como eram a cor e o cheiro?	كيف كان اللون والرائحة؟
Quando é que você urinou pela última vez?	متى تبولت آخر مرة؟
Doeu quando você urinou?	هل تشعر بالألم عند التبول؟
Qual é a cor e cheiro da urina?	ما لون ورائحة البول؟
Atualmente, você tem o seu período menstrual?	هل أنت حاليا في فترة الطمث الخاص بك؟
Você tem alergias ou intolerâncias?	هل تعاني من أي حساسية أو عدم تحمل؟
Você tem outras doenças?	هل تعاني من أي أمراض أخرى؟
Você está a tomar alguma medicação?	هل تتناول أي أدوية؟
Medicação foi administrada hoje?	هل تم تناول الدواء اليوم؟

Você tem dor nesta área do seu corpo?	هل لديك ألم في هذه المنطقة من الجسم؟
História Social	**التاريخ الاجتماعي**
Qual é o o seu nome?	ما اسمك؟
Quantos anos você tem?	كم عمرك؟
Qual é o seu sexo?	ما هو جنسك؟
Qual é o seu estado civil?	ما هو وضعك العائلي؟
Com quem você vive junto?	مع من تعيش ؟
Qual é o seu nível mais elevado de escolaridade?	ما هو أعلى مستوى من التعليم؟
Qual é a sua profissão aprendida?	ما هي مهنتك المستفادة؟
O que é que você faz profissionalmente?	ماذا تعمل؟
Onde é que você trabalha?	أين تعمل؟
Quantas horas é que você trabalha por semana?	كم ساعة تعمل اسبوعيا؟
Desde quando é que você não pode trabalhar?	منذ متى لا يمكنك العمل؟
Por que motivo você não pode trabalhar?	لماذا لا تعمل؟
Você está aposentado?	هل أنت متقاعد؟
Você tem dinheiro suficiente?	هل لديك مال كافٍ؟
Você está atualmente doente?	هل أنت مريض حاليا؟
Você pratica desporto?	هل تمارس الرياضة؟
Que desporto você está a praticar?	ما الرياضة التي تمارسها؟
Quais são os seus passatempos?	ما هي هواياتك؟

Exame físico　　　　　　　　　　　　　　　الفحص البدني

Entre.　　　　　　　　　　　　　　　ادخل.

Quero examinar você.　　　　　　　أريد أن أفحصك.

Vou dar-lhe uma agulha
intravenosa.　　　　　　　سأعطيك إبرة في الوريد.

Por favor, deite-se.　　　　　　　يرجى الاستلقاء.

Por favor, levante-se.　　　　　　رجاء قف.

Por favor, abra a sua boca.　　　الرجاء فتح فمك.

Por favor, dispa-se.　　　　الرجاء خلع ملابسك

Relaxe.　　　　　　　　　　　　　استرخ.

Respire profundamente.　　　　تنفس بعمق.

Por favor, segure a sua respiração.　　يرجى حبس النفس.

Tussa fortemente.　　　　　　السعال بقوة.

Por favor, faça o seguinte
movimento.　　　يرجى القيام بالحركة التالية.

Por favor, olhe para o meu dedo.　　يرجى النظر إلى إصبعي.

Por favor, mostre-me a parte do
seu corpo.　　أرجو أن تريني جزء من جسمك.

Por favor, feche os seus olhos.　　يرجى أن تغمض عينيك.

Eu quero tomar o pulso.　　وأود أن أخذ النبض.

Eu quero medir a pressão arterial.　　أريد قياس ضغط الدم.

Eu quero medir a temperatura.　　أريد قياس درجة الحرارة.

Estenda a sua língua.　　مد لسانك.

Empurre contra a minha mão.　　ادفع ضد يدي.

Pressione a minha mão.　　اضغط على يدي.

Boa noite.

تصبح على خير.

SOBRE O AUTOR

Vincent Landré nasceu em 17.09.1994 em Waren an der Müritz, graduou-se no segundo ano na Baixa Saxônia e, em 2014, começou a estudar medicina na Ruprecht-Karls-University, em Heidelberg. Seu foco profissional é Cirurgia, Medicina de Urgências e Comunicação.

Made in the USA
Middletown, DE
09 April 2023

28508050R00128